ストレスケアのための
アロマテラピー

ホリスティックヘルス情報室
安珠――著

Aromatherapy
for
Stresscare

東京堂出版

「癒し」から次のステップへ

私たちが生きている時代は、「ストレス社会」と呼ばれて久しく、それとセットであるかのように「癒しの時代」ともいわれ続けています。ストレスにより心身のバランスを崩してしまう心身症や神経症、うつ病が増加しています。

一方、アロマテラピーは一九八〇年代にヨーロッパから日本に紹介されました。香料会社がアロマテラピーという言葉を使用し始めたり、アロマテラピーの翻訳書が出版され、ハーブ愛好者、美容・健康関連に携わる一部の人々の感性に触れ、徐々に根付いて行ったようです。そして、日本経済がバブルの絶頂に達したとき、次なる「心の時代」を予知したかのように、少しずつマスコミに露出してくるようになりました。私自身も出版関係の仕事に就いていた一九九〇年頃に「アロマテラピー」という言葉に出会い、「植物の力が人の心身を癒す」という部分に心惹かれたことを思い出します。

バブル崩壊後は、人々が求める「癒し」の波に乗って、アロマテラピーは女性誌などで紹介され、言葉だけはかなりの認知度になったのではないかと思います。アロマセラピストのもとにはリラクセーションのために訪れる人々に混じり、心療内科に通院しながらもアロマテラピーによる自分自身のケアを望む人が増えています。また、心療内科、精神科でも患者さんのケアにアロマテラピーをとり入れるところが見られます。

厚生労働省の調査によれば63％の労働者がストレスにさらされていると自覚しているというデータがあります。働く環境も、不景気、リストラ、また、情報や技術の進歩による変化が続いて行く中、何らかのストレス対策を考えなければ、この割合は増加の一途をたどると思われます。現在の「ストレス社会」との表裏の関係で「癒しの時代」はしばらく続いて行くのでしょう。

アロマテラピーは人の心と体を「癒す」ものです。そして「癒し」に留まらず、さらに活き活きと自分の人生を生きるサポートをする力も持っています。本書ではストレスと心身の関連、そして、ホリスティックな健康観に基づいた「セルフケア」の方法を紹介しています。アロマテラピーはマイナスをゼロに戻すだけではなく、自分自身のクリエイティブ・パワーを引き出してくれるものであるということを感じていただければ幸いです。

そして、多くの人が疲れ切った「癒しの時代」から、活気に満ちた新しい時代への脱却を望みたいと思います。

◈目　次

イラスト／小島早恵　図版／小堀文彦

ストレスケアのための
アロマテラピー

1「ワーク&レスト（働く&休む）」のリズムをつくろう

「休養」は健康づくりの大切な柱

一九八〇年代から行われている国の健康づくり対策では、「栄養」「運動」「休養」が健康づくりの3本柱とされています。これらのバランスがとれた生活習慣を築くための指針として、一九八五年には食生活指針が、一九九三年には運動指針が発表されています。それらに遅れて一九九四年に「健康づくりのための休養指針」が発表されています（表1）。

ところで、「休む」という言葉について皆さんはどのようなイメージをお持ちでしょうか？ 忙しく働く人々にとっては、休むことは「仕事が片付いたら休む」もの、「仕事の合間を縫って休む」もの、というイメージを持っている方が多いのではないでしょうか。個々が多大な責任を負って仕事をしている環境では、休むことは罪悪とすら思える時もあるでしょう。しかし、「休む」にも様々な形があります。忙しい人は忙しいなりに上手に休み、良い仕事をする方法を考えていかないと、知らず知らずのうちにストレスが重なり、気づいたときには心身ともに取り返しのつかない状態になりかねません。

「休む」ことへのイメージを替えよう

「休む」ことより「働く」ことのほうが価値があると無意識に思っていませんか？ 自然も人間の心身もバランスで成り立っています。太陽が昇って一日が始まり、太陽が沈んで夜がくる。植物や動物もそのリズムにしたがって自分達の生活を営んでいます。人間の体も、睡眠と覚醒、興奮と鎮静といったように、リズムとバランスを保って行く力を自然に備えています。

単純に考えても電気のない時代は、太陽とともに起きて働き、太陽とともに眠って休んでいたことでしょう。現代は文明の発達で24時間働く体制にいられることが、メリットでもありデメリットにもなっているということです。

「休養」という言葉は「休む」と「養う」という二つの要素から成り立っています。「休む」は疲労を回復するために入浴や睡眠で元の状態に戻すことを示します。これは、疲れたら体が自然に疲労感を感じて横になりたくなる、眠くなるなど、生理的に求めるもので、「受動的な休養」といってもよいでしょう。一方で「養う」は、「英気を養う」というように、さらにプラスのエネルギーを蓄えることを示します。趣味や生きがいを持ち、プライベートライフを楽しむことなどがそれにあ

健康づくりのための食生活指針：1985年

- 多様な食品で栄養バランスを
- 日常の生活活動に見合ったエネルギーを
- 脂肪は、質と量を考えて
- 食塩を摂り過ぎないように
- 心の触れ合う楽しい食生活を

健康づくりのための運動指針：1993年

- 生活の中に運動を
- 明るく,楽しく,安全に
- 運動を生かす健康づくり

健康づくりのための休養指針：1994年

- 生活にリズムを
- ゆとりの時間で実りある休養を
- 生活の中にオアシスを
- 出会いと絆で豊かな人生を

表１　健康づくりのための指針

たり、「能動的な休養」ということになります。

休養の種類はいろいろ

「休養」には、仕事の合間の1分間の息抜きから、長期の休みをとっての休暇まで5種類あります。そして、時間が長くなればなるほど「養」の意味合いが濃くなってきます。

まず一番目。仕事の合間のちょっとした息抜きが「**休息**」です。パソコンに向かって1時間、目と肩が疲れたと思ったら、ちょっと伸びをして数秒間。これが休息です。我慢強い人に限って、ちょっとした休息を取ることも忘れて走り続ける傾向にあります。ほんの数秒間この休息をとるか否かでも、肩の凝り具合が違ってきます。ずっと同じ姿勢に耐えて仕事をし続けると、凝っていることも気づかなくなり、心身症の原因にもなりますので気をつけたいところです。数秒間の息抜き程度でもとても大切なのです。

二番目は、5分間の一服や1時間のお昼休みといった「**休憩**」。ここでは、体だけでなく、気分や気持ちも切り替えて、仕事から一担、離れてみましょう。なかなか仕事のことが気になって、そんなに短い時間では気持ちまではなかなか切り換えられない…。そんなことはよくありますよね。美味しいご飯やコーヒー、お茶など感覚に訴えるものが比較的気分の切り換えを容易にしてくれます。それに、何かを食べたり飲んだりする時は、心配事を心に抱えたままでは、その毒気まで体に取りこむことになると伝統医学などでは考えられています。また、五感の中でも嗅覚は本能的な部分に働きかけます。アロマテラピーも非常に強力な気分転換のツールになりますので、是非、試してみてください。自分が心惹かれる魅力的な香りをひとつ、デスクの中に忍ばせておき、ちょっと

休養の種類はいろいろ

休息
短時間で体を
ほぐす

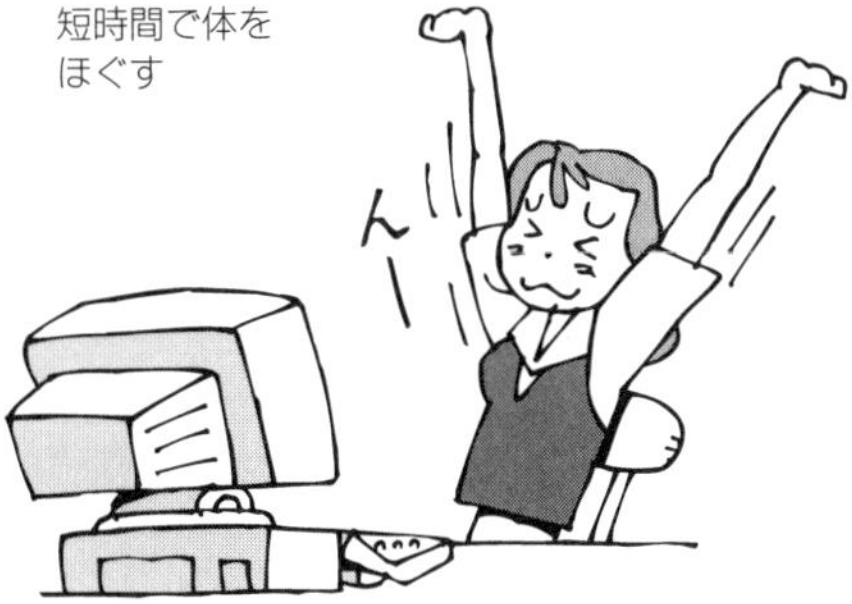

休憩
体をほぐし、気持ちも
切り替える休み時間

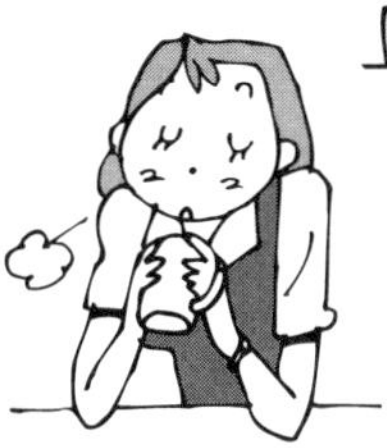

私的時間
日常の中のくつ
ろぎの時間

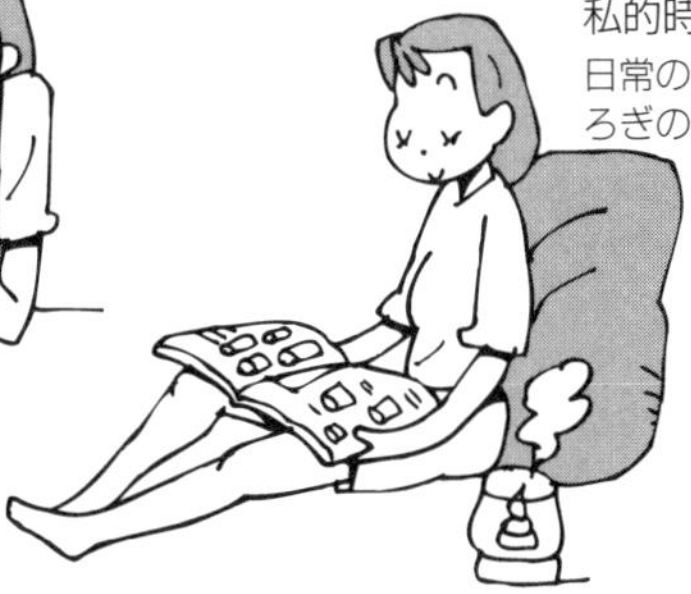

休暇
自分の心に栄養を
与える時間

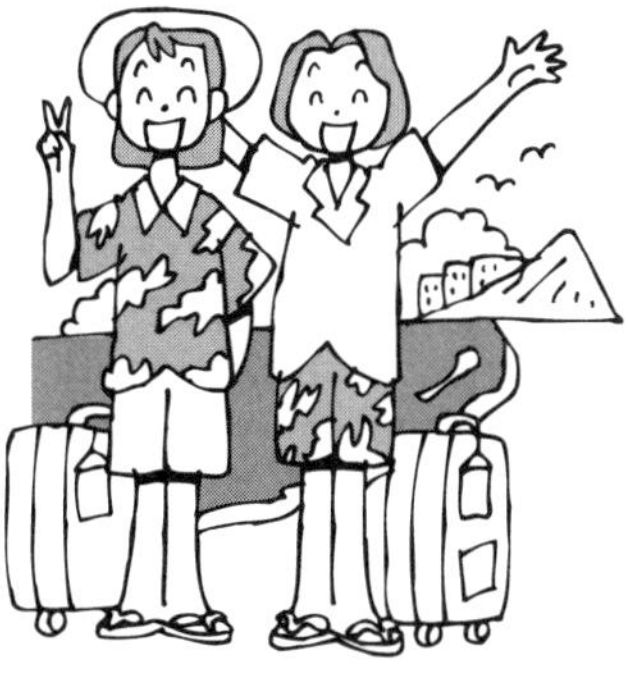

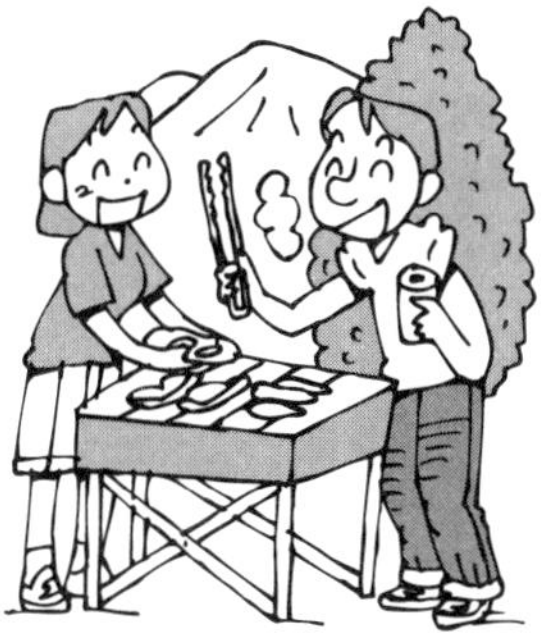

週休
週末の休みは、仕事から
離れて楽しむ時間

した休憩時に嗅ぐことができれば、「いい匂いだな〜」という方向に心が向いていきます。五感の刺激を上手に利用して、数分間でも気分を切り換えられるテクニックを身につけたいものです。

三番目は、会社を離れた毎日の「**私的時間**」です。「お先に失礼します」といったものの、仕事のことがズーっと頭から離れずに、家まで持ち帰ってしまった…というのはよくあること。会社から家までの通勤時間の間に切り換えの工夫をしてみましょう。デスクワーク中心の人ならばスポーツクラブで体を動かすことはとても効果的です。また、五感を上手に利用して、食事を楽しんだり、香りでリラックスしたりということも、自分のチャンネルを換えるには有効な方法です。家族や友人など、仕事とは関係のない人間関係があることも切り換えをするためには大きな助けになります。

四番目は、「**週休**」。あ〜これで今週の仕事も終わり…。金曜日の解放感はなんともいえず気持ち良いものです。溜まった疲労を取るも良し、家族や友人と楽しく過ごすも良し。疲れを取ったら、まとまった時間をスポーツや趣味、ボランティア活動などに参加し、エネルギーを「養う」ことをしたいものです。職場以外の世界を持っていることは、職場でのストレスから回避できる「避難場所」または「憩いの場」を持っていることとなります。仕事一筋の自分だけではなく、多様な自分を持っていることもエネルギーを養うためには大切です。仕事を忘れて遊ぶなんて…なんだか罪悪感。しかし、結果的には体力・気力が充実してまた仕事に集中できるものです。

五番目は、長期間の休みをとる「**休暇**」です。旅行などで日常から非日常へ移ることで、全く違った刺激で自分自身を広げることができます。家族など、ふだんじっくりと向き合えない身近な人との繋がりを深める時間にもなります。時には、今までのライフスタイルを見直したり、将来のことを考える機会にもしたいものです。

「積極的休息（アクティヴレスト）」という考え方

スポーツ医学の領域に「積極的休息（アクティヴレスト）」という用語があります。運動による疲労を回復させるためには、安静にしているよりはクーリングダウンと呼ばれる軽いジョギングやマッサージを行ったほうが良いということが知られています。疲労物質である乳酸の除去が促進され、回復が早まるのです。これは、体の疲労だけではなく、精神的な疲労にも通じる考え方です。「仕事で嫌なことがあった」という終わってしまった過去のことをそのまま心の片隅に置いたままにして、ジッと消えることを待つよりも、音楽を聴いたり、美味しいものを食べるなど五感に刺激を与えたり、誰かに話を聞いてもらったり、体を動かして意識を「嫌なこと」から一度遠ざけてみるという動的な方法を実行してみます。嫌なこと、気になることがあると、それにとらわれがちになります。しかし、人間の心や体は固まったものではなく、常に流れの中にあるものです。流れを淀ませない工夫をしてみましょう。

早く元気を回復させたい場合には、「積極的休養」の考え方を参考にしてみましょう。何もしないより、回復速度が速まり、明日へ向けての元気を取り戻すことができるでしょう。

「ワーク&レスト（働く&休む）」のリズムを整えることは、ストレス社会に生きるワーカーズの必須技術

「健康づくりのための指針」の中でも「休養」に

関しては、遅れて発表されたということにも象徴されるように、休むことに関しては、意識が後回しになりがちです。「休むことは大切かな」となんとなくみんなが感じていても、いざ実行するとなると、何をして良いか分からない…。国民性もあってか勤勉な日本人はまだ、休養を上手にとれていない段階なのかもしれません。

しかし、高度情報化やOA化、国際化による職場環境の変化は様々な事態を生みだし、今以上にストレスの多い社会となってくることは想像するに難くありません。そうであるならば、ストレスに対応するスキルを身につけることは、この時代を生きる上で非常に重要であり、すぐにでも欲しい技術です。「どんな技術を身につけたら良いか？」の指針として「ワーク&レスト（働く&休む）」のリズムづくりを提案したいと思います。先に紹介した5種類の休養を上手に利用して、自分にとって心地よい「ワーク&レスト」のリズムをつくりだしてみましょう。

それから、本書の軸のひとつであるアロマテラピーは植物の力を利用したものです。植物の香り成分は、人間の心身のリズムを整える力を持っています。きっと、植物の持つ自然のリズムが、自分らしい「ワーク&レスト」のリズムをつくっていくための助けとなってくれるはずです。

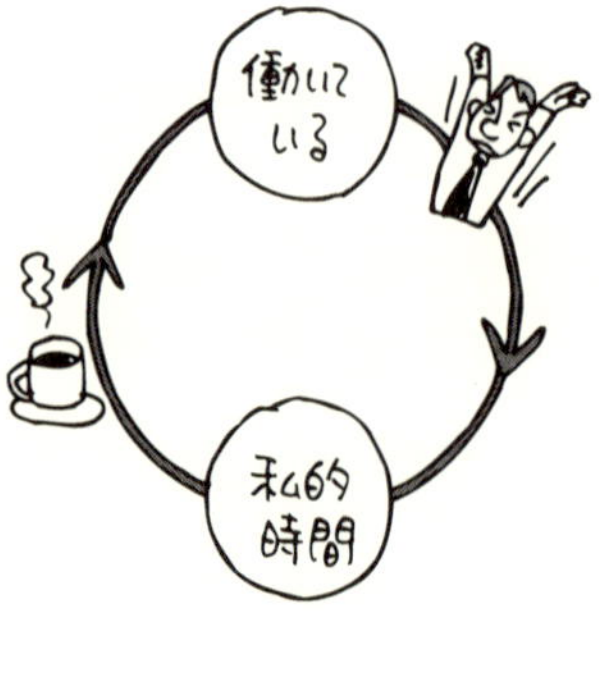

2 ワーカーズのためのストレス学入門講座

レッスン1 現代のワーカーズストレス

現代社会はストレス刺激が多い

現代は変化と変動の時代であり、そのスピードは速く、変動の幅も大きいといわれています。こうして原稿を書いている間にも、猛スピードで変化が起こっているに違いありません。そんな現代社会の課題には「高度情報化」「国際化」「少子・高齢化」「成熟化」などがあります。これが働く人々にどう影響を及ぼしているのかを考えてみたいと思います。

まず、「高度情報化」が一番影響を感じるところではないでしょうか。その中にも、いくつかの側面があります。パソコンやOA機器の操作に着いて行けないというハード面の問題や、インターネットなどネットワークの発達によるワークスタイルの変化の問題などがあると思います。恩恵を受けることもたくさんあると同時に、今までにないテクノロジーであるがゆえに、予測できないマイナス面も発生してくることが考えられます。パソコンという道具を「使いこなす人」「使いこなせない人」は、それぞれにストレスを抱えます。使いこなしている人は必要以上の仕事を抱え込んでしまう、使いこなせない人は「乗り遅れストレス」を感じる。また、インターネットによる情報のやり取りが高度化していくことで、在宅勤務など仕事のスタイルが変化したり、今まではなかった競争も生まれる可能性もあるでしょう。

「国際化」による人間関係の多様化や「成熟化」による価値観の多様化はこれからも益々進んで行くと思われます。これまでの常識といわれるものが通用しなくなるため、混乱が生まれ、生きる指針が揺らいでくる。それによる不安感の増大が考えられます。

「少子・高齢化」は、働く女性たちに様々な影響を及ぼしています。女性の働く機会が増えたとはいえ、子育てはほとんど女性が担い、介護も80%以上は女性が担っているといわれています。家庭と仕事を両立しようと思えば無理があり、地域の人間関係も希薄でサポートしてくれる人がいない。誤解を恐れずに言えば、家庭に問題があれば仕事に逃げてしまうことも可能な男性と違い、働く女性はそうはいかないストレスを抱えています。また、男女ともに高齢化により定年後の不安感がストレスになっています。

昔はストレスがなかったか???

現代はストレス社会といわれていますが、昔もなかったわけではありません。平安時代は平安時代なりの、江戸時代はそれなりのストレスがあったはずです。ただ、ここに来て「現代はストレス社会」とよく耳にするゆえんは、情報過多なためにストレス刺激が多く、ストレスの内容も多様化・複雑化しているということです。テレビもラジオもインターネットもなかった時代は、海の向こうで起こっている戦争も、国内で起こった事件も瞬時に伝わるわけではありません。心配事といえば自分の家族のこと、近所づきあいのことなど、もっと限定されていたことでしょう。同時に、大家族や地域の人間関係により助けられることもあったはずです。

　また、一生歩む道も、今ほどの多様性はなく人生の選択に迷う機会も少なかったのかもしれません。ちょっと前の日本も、戦後の高度経済成長の最中には、働いて、お金をためて、便利な電化製品を買って、一億総中流社会といわれ、経済大国ともいわれていました。大学を出て企業に就職をしたら終身雇用で老後も安心。ある程度の方程式があるかのように見えていました。しかしバブル経済の崩壊後、今、そのシステムが崩れはじめるとともに、「そういう生き方で幸せなの？」という疑問符も飛び交い、生活の指針を失った我々は右往左往し始めました。どこに向かって進んだら良いかが分からなくなった。そんな頃から「ストレス社会」という言葉が多用され始めたのではないでしょうか。

ストレス社会の現状は？

　また、「心の病気」での労災認定が急増しています。一九九九年が155人だったのに比べて、二〇〇〇年は前年比157％の212人。うち、自殺者は19人で前年度の11人から8人（58％）の増加なのです。心の病気が労災指定になるという認識はまだそんなに広がっていないため、潜在的にはもっとあると思われています。

　一九九七年の労働者健康状況調査（旧労働省調べ）では、仕事や職業生活に関する強い不安、悩み、ストレスがある労働者の割合は63％であり、15年前の調査の1.2倍に増加しています。一九九八年には約三、〇〇〇人の就業者の自殺のうち、約70％はうつ病が原因と推定されています。また、職場でのストレスがうつ病発生を5〜14倍高めるとの報告もあります（21世紀の労働衛生研究戦略協議会報告書より）。こうした現状から、職場のストレスへの対応策は緊急度の高いものといえます。

バリバリ働くA型人間、マイペースなB型人間

タイプAと呼ばれるある性格的な特徴をもった人達がいます。彼らのグループは狭心症や心筋梗塞など冠状動脈系の疾患にかかりやすいという研究報告がなされています。彼らは次のような行動パターンを持っています。歩く、話す、食べるなどの行動が素早く、じっとしていることが嫌いです。リラックスすることに罪悪感を感じ、いつも緊張状態にあります。しかし、心身の疲れに気づくことが出来ず、仕事に意識が没頭した状態が続きます。また、自分にも他人にも否定的で何事にも勝ちたがる傾向があります。

それに対してB型人間の場合は、タイプAとは反対の行動をし、マイペースで他者と共同作業ができ、仕事以外の趣味ももちリラックスすることに罪悪感はありません。

心臓発作を起こした人のうち、タイプAはタイプBの7倍にのぼるという研究報告があります。しかし研究によるとタイプAの行動パターンは努

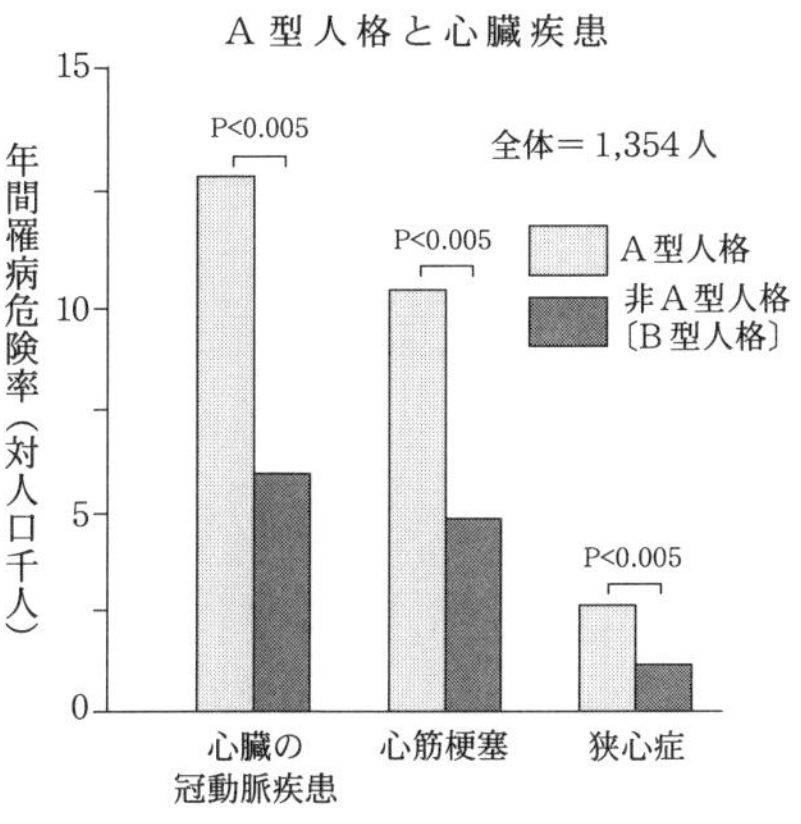

R. Rosenman (1977)
The central nervous system and coronaryheart disease Hosp. Pracl. 6：67〜97より

行動テスト　（A/B行動パターンをテストする）

あなた自身の行動を表すと感じる番号に○印をつけてください。

●不用意に約束する	1	2	3	4	5	6	7	8	9	10	11	■決して約束した時間に遅れない
●人の話をよく聴くよい聞き手だ	1	2	3	4	5	6	7	8	9	10	11	■話の合間に先を見越し、うなずいたり口を挟む
●決して急がない	1	2	3	4	5	6	7	8	9	10	11	■いつも急いでいる
●忍耐強く待つことができる	1	2	3	4	5	6	7	8	9	10	11	■待っているとじっとしていられなくなる
●のんきに行動する	1	2	3	4	5	6	7	8	9	10	11	■全力をつくす
●一度に1つのことしかしない	1	2	3	4	5	6	7	8	9	10	11	■同時に多くのことを試み、次にすることを考えている
●熟考してゆっくりと喋る	1	2	3	4	5	6	7	8	9	10	11	■語気を強く話し、ときには机を叩いたりする
●自分が満足できるかが大切で人がどう考えようと構わない	1	2	3	4	5	6	7	8	9	10	11	■認められるよい仕事が欲しい
●何をするのもゆっくりだ	1	2	3	4	5	6	7	8	9	10	11	■歩くのも、食べるのも、なんでも早い
●気楽にやっている	1	2	3	4	5	6	7	8	9	10	11	■精力的にやっている
●感情を出す	1	2	3	4	5	6	7	8	9	10	11	■感情を表に出さない
●仕事以外のことに興味を持つ	1	2	3	4	5	6	7	8	9	10	11	■仕事以外に興味はない

合　　計

すべての得点を合計して下さい。

104〜132　極端なタイプA ┐
91〜103　タイプA ┘ ストレスを増やす行動パターンです。ストレスケア、マネージメントの方法を身につけましょう。
65〜 90　タイプB
12〜 64　極端なタイプB

（『生活習慣病予防士テキスト』日本健康教育センター刊より）

力により変容させることは可能で、心臓発作の発生率を低下させることができると言われています。

職場に過剰適応しようとする「メランコリー親和型」人間

物事をきちんと考えていないと気がすまない生真面目さをもった人がこのタイプ。秩序を重んじ、極度に良心的で、対人関係などでも秩序を乱さぬように気を使いすぎる傾向があり、何か秩序を乱すような変化が起こった時に、うつ状態になる危険性があります。現代の職場では組織の改変や人事の刷新など、変化の機会がとても多い状況にあります。彼らは、新しい秩序に適応していくために、自分自身を律して努力しつづけます。真面目なことやきちんとしていることは悪いことではありませんが、それゆえにうまく行かなかった時に様々なストレスをかぶりやすくなってしまいます。

様々なストレス症候群

では、ストレスによりどんな状態に陥る可能性があるのかをもう少し具体的に見ていきたいと思います。ストレスのメカニズムは後ほど説明しますが、その前に、現代社会に見られるストレス症候群を俯瞰してみたいと思います。高度情報化や女性の社会進出、価値観・生き方の多様化など、現代社会を反映したものが見られます。これらは医学的な病名ではありませんが、このような症候群の中にうつや心身症などの病気に繋がる危険性が含まれています。単純に自己診断して「自分はおかしい」「あの人は○○症候群じゃないか？」などど思ってしまうのではなく、サインに気づきストレス病に移行しないための情報として知って欲しいと思います。

◉出勤困難症

どんな人がなりやすい？ …新人、または、責任の重い40代以降の中高年サラリーマン。

どんな症状？ …「会社に行きたくないなあ」という気持ちから始まり、その気持ちが体の症状になって出てくる。行こうとすると具合が悪くなり、家を出ても途中でおなかが痛くなるなど、会社に辿り着くことが困難になる。症状を放っておくと、うつ状態やうつ病、出社拒否、ひきこもりにつながる。

こんなことに注意!! …単なる怠け病と思われがちで、本人も病気とは思っていないことも。周囲の気づきやアドバイスも必要。

◉テクノストレス症候群

どんな人がなりやすい？ …パソコンを使った作業従事者。

【VDT（ビデオ・ディスプレー・ターミナル）症候群】長時間パソコンに向かうことで、眼精疲労、頭痛、吐き気などの身体症状から心身症やうつ病などに陥ることもある。

【テクノ不安症】OA機器の進歩に適応できない不安からうつに陥る。

【テクノ依存症】コンピュータに適応しすぎて、人とコミュニケーションがとれなくなる。

【インターネット依存症】インターネットにのめりこみすぎて、社会生活に支障をきたす。

どんな症状？

身体面／眼精疲労、視力低下、肩こり、首・背中の痛み、頭痛、めまい、動悸、吐き気、胃痛

精神面／漠然とした不安、恐怖、強迫観念、うつ状態

行動面／過度の飲酒、出勤困難

こんなことに注意!! …パソコンを使っての作業に従事する人は、知らず知らずのうちに陥る危険性があることを認識し、予防する必要がある。

◉情報洪水症候群

どんな人がなりやすい? …几帳面で完璧主義の人。最先端の情報を必要とする研究職、管理職。

どんな症状? …すべての情報をもれなく手にしたいという衝動に駆られるが、あまりの情報量に混乱し、心身に強い負担をもたらす。

◉サザエさん症候群

どんな人がなりやすい? …まじめ、独り暮しの独身女性。

どんな症状? …日曜日の6時半から放映しているアニメ『サザエさん』が始まる頃になると、翌日から始まる仕事のことを思い憂鬱になり、夜も熟睡できなくなる。翌朝、頭痛やめまい、吐き気、食欲不振に見まわれ、仕事にも集中できなくなる。

こんな工夫を …休日の過ごし方を工夫し、ストレス対処の方法を身につける。

◉青い鳥症候群

職場で思い通りに行かないことがあると嫌になってしまい、転職を繰り返す。しかし、理想と現実のギャップに落ち込み、働く意欲もなくしてしまう。

◉スーパーウーマンシンドローム

どんな人がなりやすい? …完璧主義、負けん気が強い女性。学生時代から優秀な人が多い。

どんな症状? …仕事も家庭も完璧を目指し、がんばりすぎてしまう。頭痛、胃潰瘍、過敏性腸症候群、拒食症など様々な症状がみられる。

こんなことに注意!! …がんばりすぎると体にも心にも負担がかかるので、適当に息抜きを。

◉朝刊症候群
朝の日課である朝刊に目を通す気にもなれないほど、強いうつ状態に陥ってしまうこと。体がだるく、気力のない状態が続き、特に朝の疲労感が強い。仕事上のトラブルがきっかけとなることが多く、出社拒否に繋がることがあるので早めに専門医に相談すること。
◉ふれあい恐怖症候群
人付き合いに負担を感じ、集団行動に馴染めない若者が増えている。飲み会に誘われても露骨に拒否するので、次第に孤立化してしまう。対人関係を負担に思うのは自分が傷つくことを恐れるため。放っておくと、出社拒否やうつ病に進展してしまう。
◉帰宅拒否症
家に帰っても妻や子供から冷たくされるので、帰るのが恐くなってしまう。仕事もないのに会社に遅くまで残っていたり、飲み屋に長居したりする。それが進展して心の病気になったり、蒸発や自殺という状況を招くことがあるので注意。
◉上昇停止症候群
どんな人がなりやすい？…出世街道を走り続けてきたエリートサラリーマン。 **どんな症状？**…ある日、これ以上出世できないことに気づき空しさに襲われ、やる気をなくす。出社拒否やうつ病のきっかけになることも。 **こんなことに注意!!**…仕事や出世だけに生きがいを求めず、生き方を見なおしてみよう。

◉サンドイッチ症候群

どんな人がなりやすい？ …中間管理職。几帳面で生真面目な人。

どんな症状？ …上司と部下の板ばさみに悩み、そのストレスからうつ状態に陥る。

こんなことに注意!! …趣味や家族など、仕事から離れられる場所を大切に。

◉燃えつき症候群

どんな人がなりやすい？ …仕事熱心なサラリーマン。

どんな症状？ …懸命に仕事に取り組んできた人が、心身ともに燃え尽きて仕事が出来なくなる状態。うつのきっかけとなり、無力感に駆られて衝動的に自殺に走る人もいる。

こんなことに注意!! …休みなく走りつづけたら、心にも体にも限界がくることを考えましょう。

◉荷おろし症候群

目標を達成する、長年の夢がかなうなど、肩の荷をおろした途端、これまで溜め込んでいたストレスが溢れ出し、無気力状態やうつ状態になること。大きな仕事をやり遂げたり、マイホームを手に入れて夢がかなったなど、一見喜ばしい出来事がきっかけでうつ病などになることもある。

◉退職症候群

以前は、仕事という生きがいを失い、定年後のサラリーマンが陥るものだった。しかし、最近では定年前から将来の不安に襲われ、心身に不調をきたす人が増えている。経済的な問題や家庭内での居場所が見つからないことなどのストレスがうつ病のきっかけになる。

レッスン2 ストレス学入門

「ストレス」という言葉のはじまり

「ストレスがたまった～」と日常的に使用していますが、ストレスという言葉は、いつ、どこで使われ始めたのでしょう？　実は、いまだに明確な定義づけがあるわけではありません。日常生活に起こるいろいろな出来事、特に人間関係をめぐる出来事によって引き起こされるストレスを「生活ストレス」といいますが、一般的には「生活ストレス」を指して「ストレス」と使用されることが多いのではないでしょうか？

もともと、ストレスという言葉はラテン語から派生したもので、意味は「抑圧」「困難」「苦悩」など、つらい状況を表すものでした。16～17世紀頃には物理学や工学の分野で使われ、一般化してきたようです。ある物体に外から力をかけると、物体の中にひずみが生じます。それを「ストレイン（ひずみ）が生じる」と使われるようになりました。

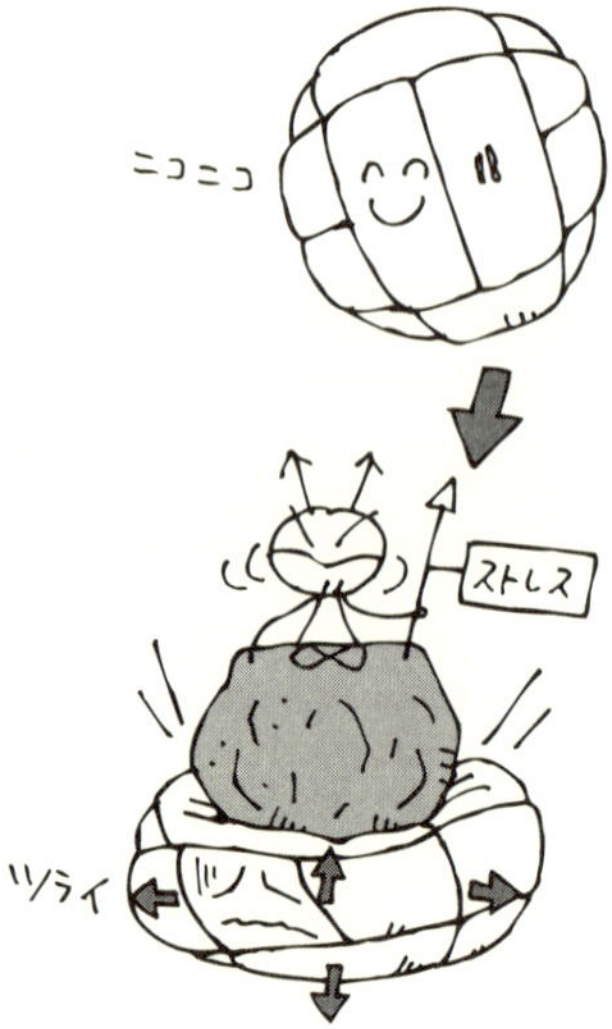

医学の領域に「ストレス」という言葉が登場したのは諸説あり、一九二〇年ごろといわれていますが、まだ、医学的にきちんと定義づけされていたわけではありません。ユダヤ系のビジネスマンの間に狭心症が多い事についての研究がなされており、その成功の陰に激しい競争があり、それが心臓の組織にストレスを加えつづけているためであると報告されています。

「からだの智恵」を探る研究

一九三〇年代にアメリカの生理学者、ウォルター・キャノンが生物のからだの内部環境を一定に保つシステムについて研究していました。これを「ホメオスタシス（恒常性）」といいます。人間についていえば、冬でも夏でも体温を一定に保ったり、血糖をはじめ、体液中の様々な物質の濃度（ナトリウム、カリウム、カルシウム）などを一定の状態に保とうとするシステムを持っています。一定に保つといっても全く動かないわけではなく、刺激に対して不安定に変化しながらも調整が行われる状態を指しています。例えば、驚くような出来事が起こったときに、身体は何も変化しないのではなく、刺激に反応し、心臓はドキドキし、呼吸が荒くなります。そして、身体の調整システムが働き、時間がたてば徐々にもとに戻ってきます。キャノンはこのホメオスタシスを持つことによって「異なった環境条件下でも自由に行動出来るようになった。目的の場所に移動し、人と会い、話をし、食事をとる。絵を描き、音楽を楽しむ。研究をし、物を作り、人を愛す。こうした人間らしさ、自由な解放を得ることが出来るようになった」と述べています。そして、一九三九年の世界大恐慌の頃にキャノンが著した『からだの知恵』には、人体の恒常性維持と同じようなシステムが社会に働いており、これは、人間が自由と解放を得るために進化して来た結果、生まれてきたものであると記されています。

さて、今の我々も自由と解放のために進化しつづけているのでしょうか？　だとしたら、何から自由ではなく、何から解放されていないのでしょう？

闘う？　それとも、逃げる？

キャノンの研究は心と身体の関係を生理学的に研究する糸口をつくりました。「緊急反応説」は、ストレスによる身体反応に交感神経と副腎系（抗ストレスホルモンを分泌する器官）が関与していることが述べられています。それは、動物として、自分の体を守るための闘争-逃走反応（fight or flight）と名づけられました。犬に吠えられた猫を観察して、脈拍の増加、筋肉内の血管拡張、気道の拡張、血糖の増加、瞳孔の拡大などの反応が見られました。これは、体内に酸素を大量に送り込み、筋肉をスタンバイ状態にし、視覚からの情報をたくさん取り込み、瞬時の判断力を高めるといった、闘う態勢、または、危険を判断して逃げる態勢をつくっていることになります。人間も動物の一種ですから、外から刺激が加わった時に身体は同じように反応しているのです。

猫は犬が去り、安全が確認されれば、身体反応がおさまり、落ち着いた後には全身の力を抜いて休むことができるでしょう。原始時代の人間もきっと、食べるものを確保するために闘って獲物をえたり、外敵と闘うというストレスに曝《さら》されていたはずですが、一瞬の緊急反応がおさまれば休養、栄養をとり身体を回復させていたはずです。猫や原始時代の人間が遭遇していたストレスは、身体的なものが主で、その時が過ぎれば後に引きずる

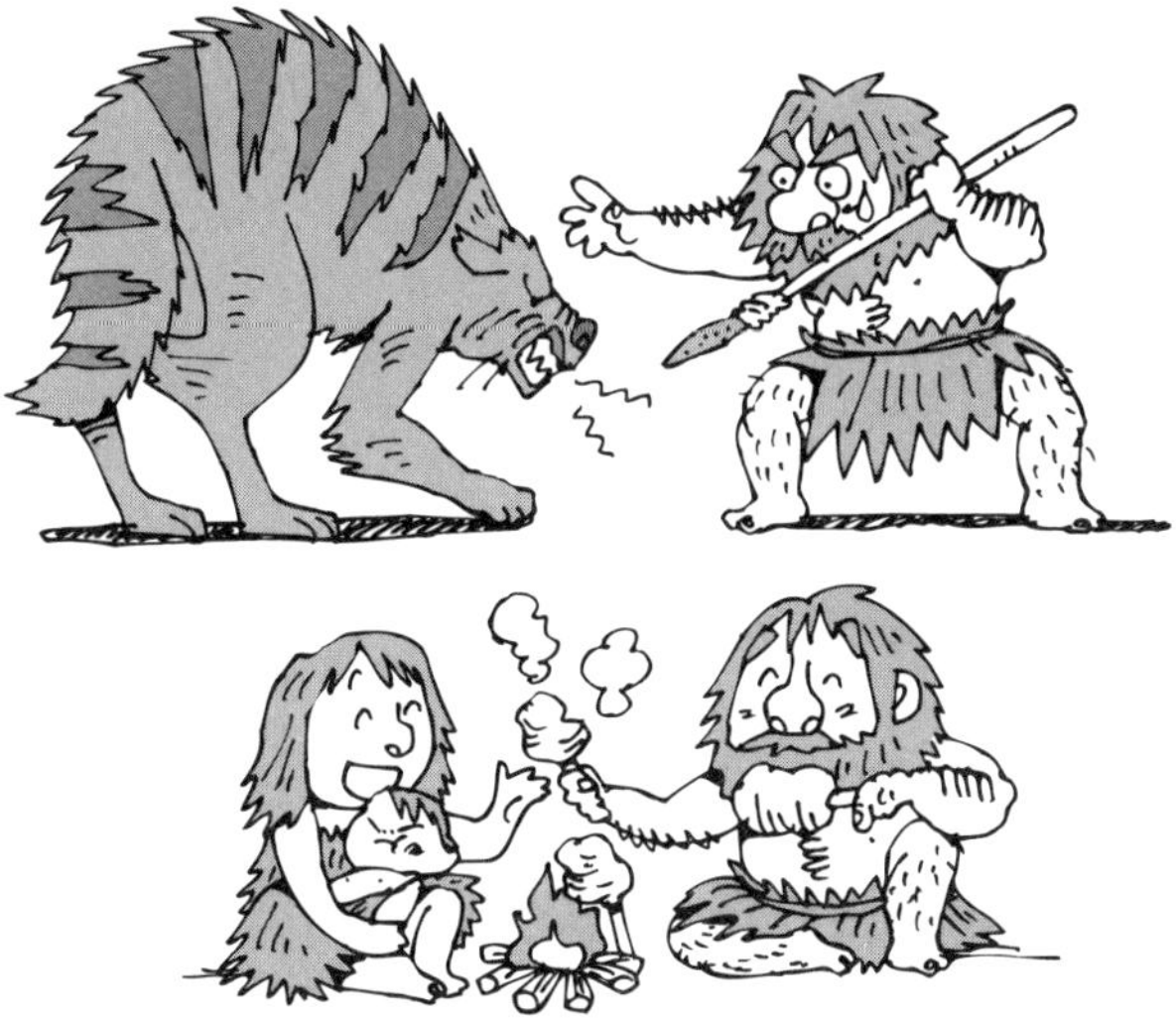

ことは少なかったと思われます。しかし、現代社会の生活ストレスは人間関係を中心とした、精神的なものが多く、長時間に渡り続くストレスに質が変化しています。

当時は異端視されていた「ストレス学説」

一九三〇年代には、「ストレス学説」の提唱者となったハンス・セリエが登場します。寒冷、騒音、毒物、薬物、痛み、出血、不安、怒り、抑うつなど物理的であれ、精神的であれ、どんな刺激でも、それに曝《さら》された時に、共通して一連の生体反応が起きることを発見しました。この生体反応をストレスと呼び、防衛的、適応的な意味をもつと考えました。身体を守り、環境に適応しようとする反応を「全身適応症候群」と名づけました。

今でこそ、普通に「ストレス」という言葉が使われ、ストレスの影響で心身の調子が悪くなることは一般に認められていますが、セリエがこの学説を唱えたころは医学界からはあまり受け入れられてはいませんでした。一九三六年にセリエの初論文がイギリスの『ネイチャー』誌に掲載されたのが「ストレス学説」始まりでした。「ラットに外的な悪性の刺激を与えると、一定パターンの身体変化（主としてホルモンの変化）を起こす」という事実を発表しました。その身体的変化とは、「副腎皮質の膨張」「全身のリンパ腺、胸腺の萎縮」「胃・十二指腸の出血性潰瘍」の3つです。外からの有害な刺激により、内分泌系、免疫系が一気に酷使され、自律神経系が混乱した痕跡と見られます。

しかし、この説が認められはじめたのはそれから10年後でした。10年後といえば第2次世界大戦後でもあり、社会が現代化の道をたどり変化し始めた頃ではないかと思われます。その時代に社会がセリエの「ストレス学説」を受け入れ始めたのです。病気といえば、感染症が主だった時代がありました。感染症は医学・薬学と技術の進歩により、新薬が開発されたことで予防や治療が可能になりました。そして、心身症や生活習慣病など薬だけでは治らない病気と対面する時代へと突入したわけです。

ストレス研究は20世紀に始まったばかりといえますが、時代の要請もあり、医学や心理学、社会学などの分野で研究が続けられています。社会状況を見てもストレスがピークに来ていると思われる現代では、早急なストレス対処の提示が求められています。

ストレス刺激とストレス反応

現代に生きている限りは…というより、生きている限りストレスは避けて通れないものであると

ストレスと深い関係のある自律神経系のはたらき

心身のはたらき	交感神経系が支配するとふだんの状態よりも	副交感神経系が支配するとふだんの状態にもどって
からだ全般	活動的になり エネルギーを消費する	休息的になり エネルギーを貯える
心全般	緊張し、落ち着かなくなる	平静になり、落ち着く
心臓拍動	早くなる	遅くなる
末梢血管	縮む	拡がる
血　圧	上がる	下がる
冠状動脈	拡がる	縮まる
筋　肉	緊張する	ゆるむ
筋肉内毛細管	拡がる	縮む
瞳　孔	拡がる	縮む
消化器（胃腸）の運動	おさえられる	活発になる
膀胱の 収縮筋	ゆるむ	しまる
膀胱の 括約筋	しまる	ゆるむ
新陳代謝	すすむ	落ち着く
体　温	上がる	下がる
呼　吸	早くなる	落ち着く
汗	多く出る	おさまる

（内山喜久雄著『ストレスコントロール』講談社現代新書より）

したら、その対処法を身につけることが得策といえます。そのためには「敵」を知るということで、ストレスというもののメカニズムを知っておきたいものです。

セリエの定義では、ストレスの原因となるものを「ストレッサー」(ストレス刺激)と呼び、それに対する「心身の変化」のことを「ストレス」(ストレス反応)と呼んでいます。日本では両方をストレスと呼んでいるのが普通です。しかし、ストレスの原因「ストレッサー」がそのままストレス反応「ストレス」に結びつくわけではないので、以降「ストレス刺激」と「ストレス反応」に分けて考えたいと思います。

例えば、仕事の失敗があったとします。「失敗したこと」という事実は「ストレス刺激」です。それを受けとめる自分がどんな受け止め方をするかでストレス反応が変わってきます。失敗を気にして数日引きずったとすると、食事も喉を通らず、夜も眠れず、体も心も疲労困憊してしまいます。しかし、「失敗は成功のもと」と気分を切り換えられる性格だったら、一時的なストレス反応で済みます。あとは同僚と話したり、一杯飲んで気分転換できれば、疲労を残すことなく新しくスタート出来る心身の状態にリセットできます。

このように、「ストレス刺激」×「受けとめる人の感受性や適応力」=「ストレス反応」という式が成り立つわけです。ストレス刺激の量や頻度がどれぐらいか、受けとめる人の性格や健康状態、援助者がいるか、精神状態はどうかなど様々な条件によって、ストレス反応の出かたは違ってくるということです。同じストレス刺激をうけても、体調が悪くとても重く響いてしまう時もあれば、元気に乗りきれることもあります。また、同じストレッサーでも、楽観的な人と悲観的な人では性

ストレス刺激とストレス反応

ストレス刺激（ストレッサー）	×	受けとめる人の感受性・適応力	→	ストレス反応
・物理的、化学的 ・生理的 ・心理的、社会的		・性別、年齢 ・体質、気質 ・人生観、価値観 ・ソーシャルサポート（社会的支援）		反応の出る方向性 ・心理的反応 ・身体的反応 ・行動 反応の経過 ・即時 ・急性 ・慢性　など

格によって受け止め方が違ってきますのでストレス反応も違ってくるものです。

最適なストレスとは？

ストレスと聞くと、悪いイメージが先行しますが、実はストレスに良い・悪いという評価はありません。毎日、活動していればたくさんの刺激をうけます。それはやる気を起こさせるもとでもあります。ストレス研究の先駆けであるセリエ博士も「ストレスは人生のスパイス」と言っています。営業目標に向けてがんばったり、原稿の締切りに向けてがんばるのは、「目標」や「締切り」という刺激があるからです。心身ともに充実していれば、それは良い刺激となりますが、ちょっと、疲れているときはプレッシャーと感じることでしょう。ストレス刺激に対して、受けとめる人がうまく適応できているときは、ストレスレベルが適当といえます。これを「ユーストレス（有益なストレス）」といいます。逆に適応レベルを越えてしまうと「ディストレス（有害なストレス）」と呼んでいます。ある行動

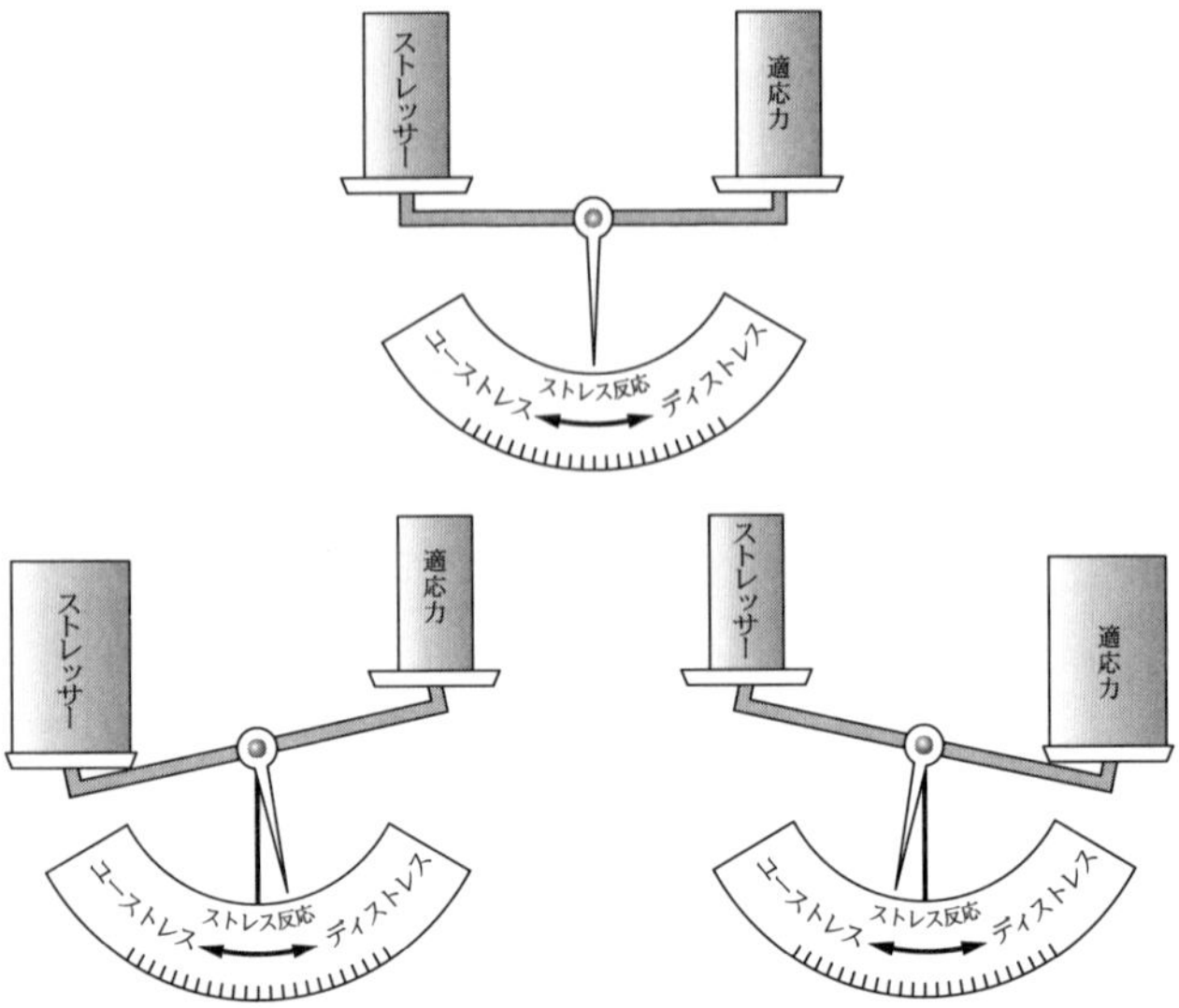

を起こす時には、全く刺激がない状態よりもある程度のストレス刺激があった方が良い場合は日常にはたくさんあります。

会社に行けば、上司からの叱咤激励があったり、同僚の活躍ぶりが見えたり、営業目標が貼り出されていたりと、いろいろなストレス刺激が存在している状況ですが、だからこそ、やる気を出して働くことが出来るのです。これが、温泉旅館でゆったり温泉につかり、美味しいものを食べてリラックスしきっている状態だったとしたら、同じテンションにもっていき、仕事をこなすことは困難です。また、スポーツ選手でも、オリンピックの舞台上でのストレスレベルだからこそ達成できた記録もあると思います。自分自身でも、あの時はよくやったなと思うことはあるのではないでしょうか？　今やろうと思っても出来るかどうか…というようなことが。あの時はきっと、最適なストレスレベルだったのでしょう。強すぎるストレスレベルが続くと、疲労感が出現し、疾患へと繋がって行きますが、最適なレベルであれば、適度なテンションを保つことができ、何かを達成することが出来るというわけです。

ストレスの多い20代〜40代

年齢別に見ると、乳児期から高齢期に至るまでライフサイクルに関連して生じるストレスが存在します。なかでも20代〜40代は社会で最も活動的になる時期であり、就職、転職、職業上のストレス、恋愛、結婚など公私ともに変化の多い時期で、ストレス刺激の多い時期といえるでしょう。壮年期に入ると、体力の衰えや健康面の不安、両親の病気や死への直面、仕事面での重責などがストレス刺激となってきます。

㈶健康・体力づくり事業財団が一九九七年に行った調査によると、ストレスを感じる割合が高いのが、30代の男性、20〜40代の女性であるという報告がみられます。逆にあまりストレスを感じない世代は男女とも60代、70代以上の高年齢層となっています。職業別では、ストレスを感じる割合が高いのは、管理、経営、事務、専門職といったホワイトカラー層と仕事をもつ主婦層でした。

ストレス刺激の種類はいろいろ

前述の調査ではさらに、具体的なストレスの内容を調査しています。この一ヶ月にストレスを感じたという二四六人に具体的なストレスの内容を調査したところ、「仕事上のこと」が44.6%で第1位、次に「人との関係」、「生きがい、将来のこと」と続きます。

大きく分けてストレス刺激は3種類に分類されます。「物理的・化学的ストレス」「生理的ストレ

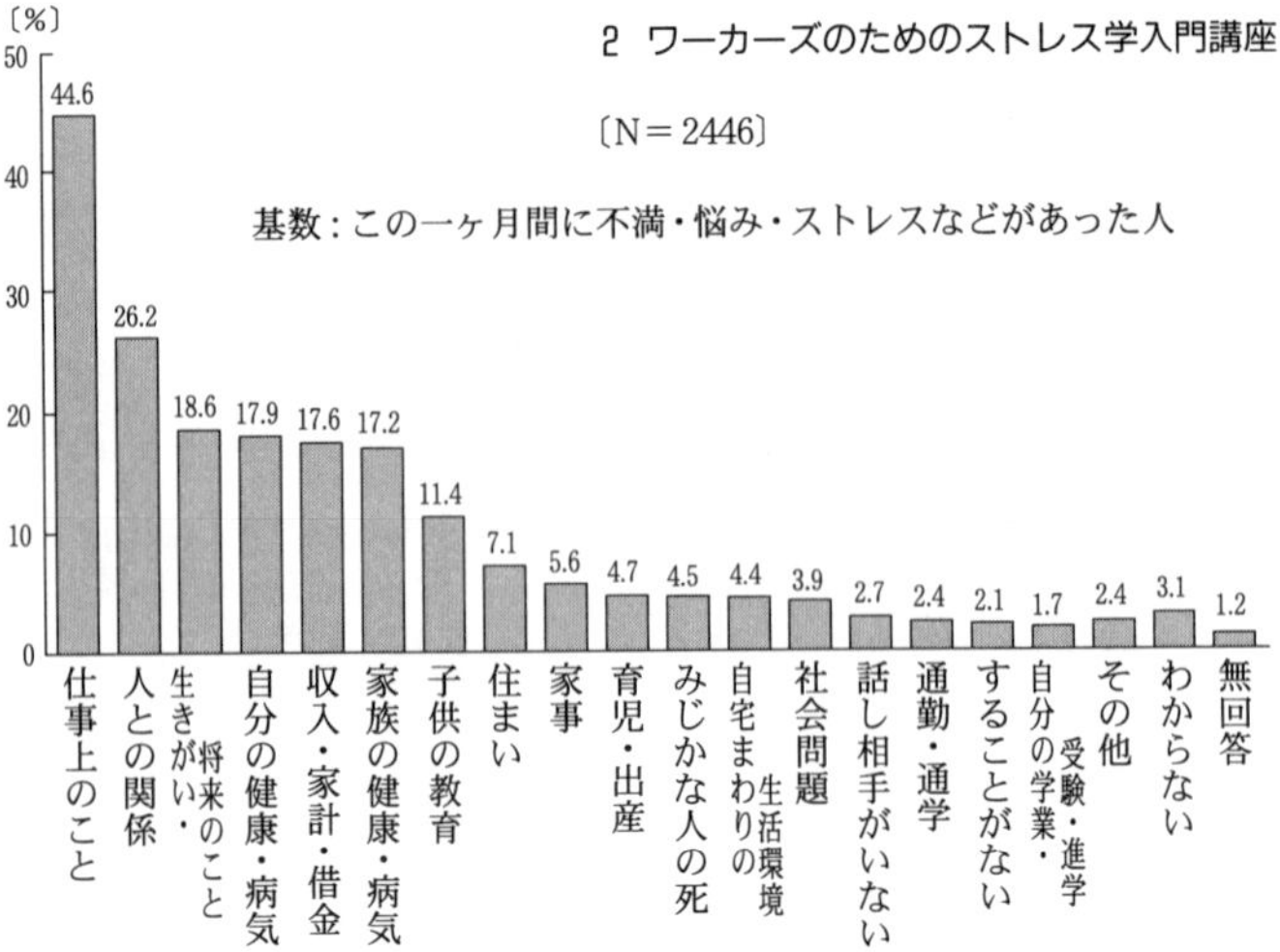

具体的なストレスの内容
（「平成8年度健康づくりに関する意識調査報告書」
財団法人　健康・体力づくり事業財団　より）

ス」「心理的・社会的ストレス」があります。物理的・化学的ストレスとは、騒音や暑さ、寒さ、湿度、ケガ、薬物や大気汚染などです。生理的ストレスとは、睡眠不足や栄養不足、細菌感染など身体に関するストレスです。心理的・社会的ストレスとは人間関係の葛藤や不安、心配、緊張などを指します。

はるか昔のストレスといえば、暑さや寒さ、空腹、敵から襲われる危険性などシンプルなものだったので、対処法もゆっくり休むとか、栄養を取るなどシンプルなことで対応できました。しかし、現代では様々なストレスが複雑に絡み合っているので、対処の仕方も簡単ではないのが現状です。

現代に起きているストレスの種類を「職場」「家庭」「社会」と、生活場面別に見ると、自分自身にも、いろいろなステージからのストレス刺激があることが分ると思います。「職場」においては、現代社会特有のストレスとして「テクノストレス」や「情報過多」があり、職業上のストレスとして「管理する側」「管理される側」のストレス、「交代勤務者のストレス」などがあります。また、「家庭」では家族関係にまつわるストレスがあり、外に目を向ければ、社会、政治、経済のストレスが存在します。一人の人間は、職業人でもあり、家庭人でもあり、社会人でもあるから、いろいろな次元のストレス刺激を受けていることになります。

喜ばしいこともストレスになる

アメリカの研究者、ホームズとレイは五千人の患者を対象に生活歴の調査を行ったところ、病気発生前に、大きな生活の変化があった人が多いことを発見しました。この生活の変化をライフイベントと呼び、その変化に適応するためのエネルギ

《職業ストレッサーの例》

- OA化による新しい技能の修得
- 締切り期限
- 上司、同僚との人間関係
- 顧客との人間関係
- 多すぎる会議
- 不明確な職権範囲
- 不充分な報酬
- 将来への不安
- 仕事の手順やシステムの未熟
- 転勤

《物理的環境ストレッサーの例》

- 椅子と机の高さがあわない
- 騒音環境
- 照明不足
- 換気不足
- 眼精疲労をひきおこす労働

《心理的環境ストレッサーの例》

- 弱いものいじめをする人
- 孤立した雰囲気
- 性的ないやがらせ
- いやみな意見

ーを点数化したもの43項目を作成しています。これが社会再適応評価表です。配偶者の死が100で、再適応するのに一番エネルギーを使うものとされています。他に結婚や昇進なども項目に入っており、一見喜ばしいことではあっても、生活の変化を伴うので、ストレスになるということです。

また、日本の研究者がホームズの方法をもとに、日本の勤労者向けに調査を行いました。ストレス点数の高いもの、すなわち再適応エネルギーをたくさん要するものから20項目が並べてあります。また、役職別にストレス度を見ると、課長や班長など現場責任者のストレス度が高いことが分ります。

ライフイベントは、一定期間に集中して起こることで、疾病発生の原因となります。

ホームズの研究では、1年間に起きたライフイベントのストレス度が200点を越えている人は、心筋梗塞、消化器系疾患、感染症、精神疾患にかかりやすいという報告がされています。

社会再適応評価表（T. H. Holmes & R. H. Rahe）

イベント	ストレス・ポイント	イベント	ストレス・ポイント
配偶者の死亡	100	生活条件の変化	25
離　婚	73	個人的習慣の変更	24
夫婦別居	65	職場上司とのトラブル	23
刑務所などへの収容	63	勤務時間や労働条件の変化	20
近親者の死亡	63	転　居	20
本人の大きな怪我や病気	53	学校生活の変化	20
結　婚	50	レクリエーション習慣の変化	19
失　業	47	宗教活動上の変化	19
夫婦の和解・調停	45	社会活動面での変化	18
退職・引退	45	1千万円以下の借金	17
家族員の健康面・行動面での大きな変化	44	睡眠習慣の変化	16
妊　娠	40	団らんする家族員の数の変化	15
性生活の困難	39	食事習慣の変化	15
新しい家族の加入	39	長期休暇	13
合併・組織替えなどの勤め先の大きな変化	39	クリスマス	12
家計状態の大きな変化	38	ちょっとした法律違反	11
親友の死	37	合計	
転勤・配置転換	36		
夫婦の口論回数の変化	35		
1千万円以上の借金	31		
抵当流れ（借金返済できず）	30		
仕事上の地位の変化	29		
子女の離家	29		
義理の家族とのトラブル	28		
個人的な成功	28		
妻の就職または退職	26		
本人の進学または卒業	26		
合計			

《スコアの意味》

健康障害をおこす確率
（1年間のポイント）

300以上	80%
150-299	50%
149以下	30%

（『生活習慣病予防士テキスト』日本健康教育センター刊より）

勤労者のストレス点数、ベスト20

順位	ストレッサー		順位	ストレッサー	
1	配偶者の死	83	12	単身赴任	60
2	会社の倒産	74	13	左　遷	60
3	親族の死	73	14	家族の健康や行動の大きな変化	59
4	離　婚	72			
5	夫婦の別居	67	15	会社の建て直し	59
6	会社を変わる	64	16	友人の死	59
7	自分の病気や怪我	62	17	会社が吸収合併される	59
8	多忙による心身の過労	62	18	収入の減少	58
9	300万円以上の借金	61	19	人事異動	58
10	仕事上のミス	61	20	労働条件の大きな変化	55
11	転　職	61			

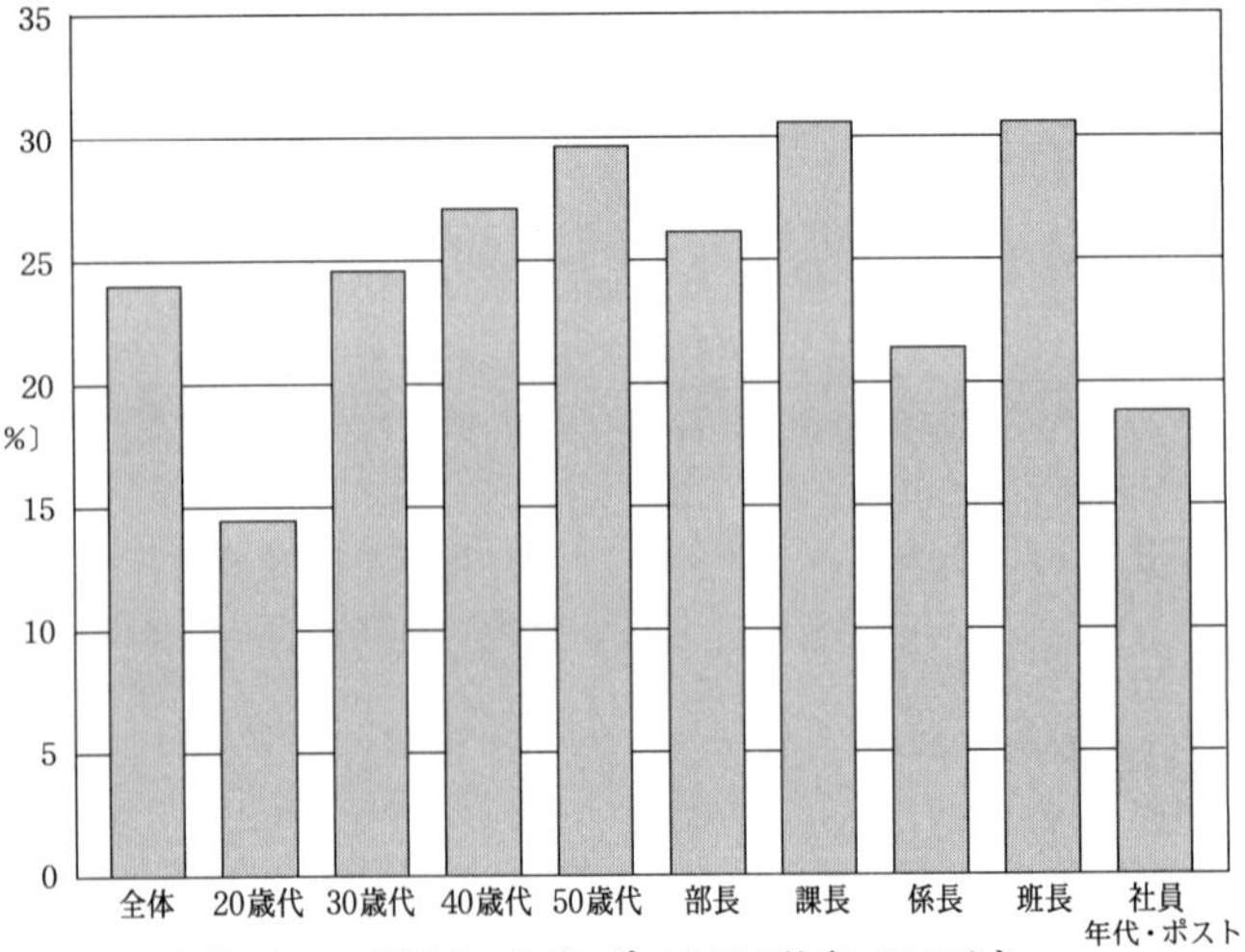

過剰ストレス状態者の年代・ポスト別の比率、%で示す
一年の体験ストレッサーの自己評価点数の合計点数が600点をこえた人

（上記の表いずれも、現代のエスプリ別冊『ストレス研究と臨床の軌跡と展望』至文堂刊より）

レッスン3 ストレスが身体と心に及ぼす影響

長引くストレスが心身に影響を及ぼす

ストレス刺激が適度であれば、一瞬身体は「闘うか逃げるか」の反応を起こし、脈が速くなったり、呼吸が早くなったりしますが、時間がたてばホメオスタシス（からだの状態を一定に保つ機能）のシステムが働いて、正常な脈拍や呼吸数に戻って行きます。しかし、自分自身が受け止めきれないストレス刺激を受けたり、弱いストレス刺激を長期間に渡り受け続けたら、心身ともにオーバーロードして故障し、病気に繋がって行きます。

現代社会のストレスの特徴は、人間関係など心理的なものが多いために、長期間にわたり続くというところです。ストレス反応の経過は、次頁の図に示すように、ストレス刺激が加わってから**「警告期」「抵抗期」「疲弊期」**という過程を経ることがわかっています。

外から刺激が加わった時に、身体が警告のサインを発するのが「警告期」です。なんとなく疲れたり、体調がすぐれない、イライラしてミスが多くなるなどの変化が起きてきます。次に、ストレスに対しての抵抗や反発が起こるのが「抵抗期」です。疲労感が興奮に変わることがあったり、逆に脱力状態に陥ることもあります。血圧や血糖値が変化したり、心臓や胃に異常が現れ、仕事を抱え込み、休まなくなったりします。そして、そのままストレス刺激のオーバーロード状態が続くと、

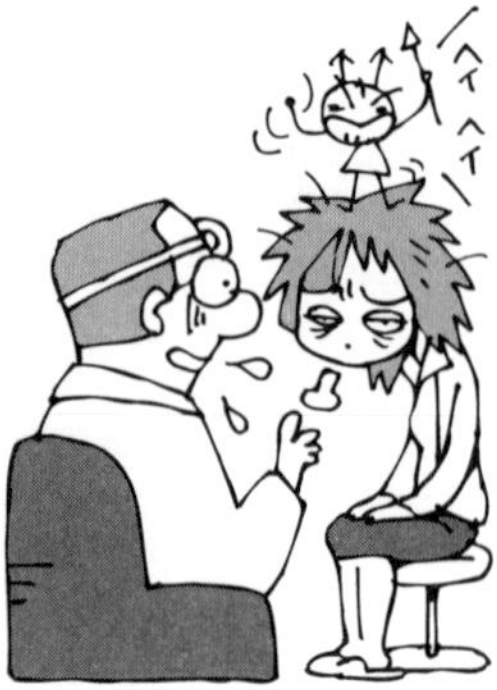

疲弊期

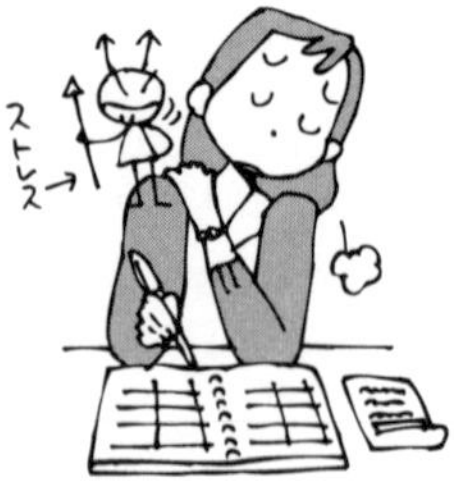

警告期

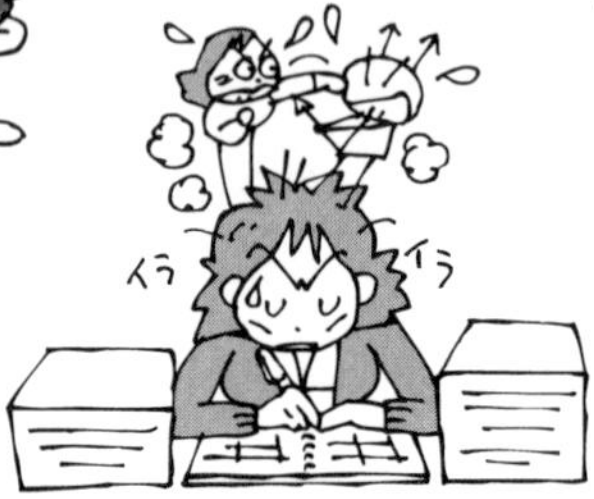

抵抗期

適応反応の図

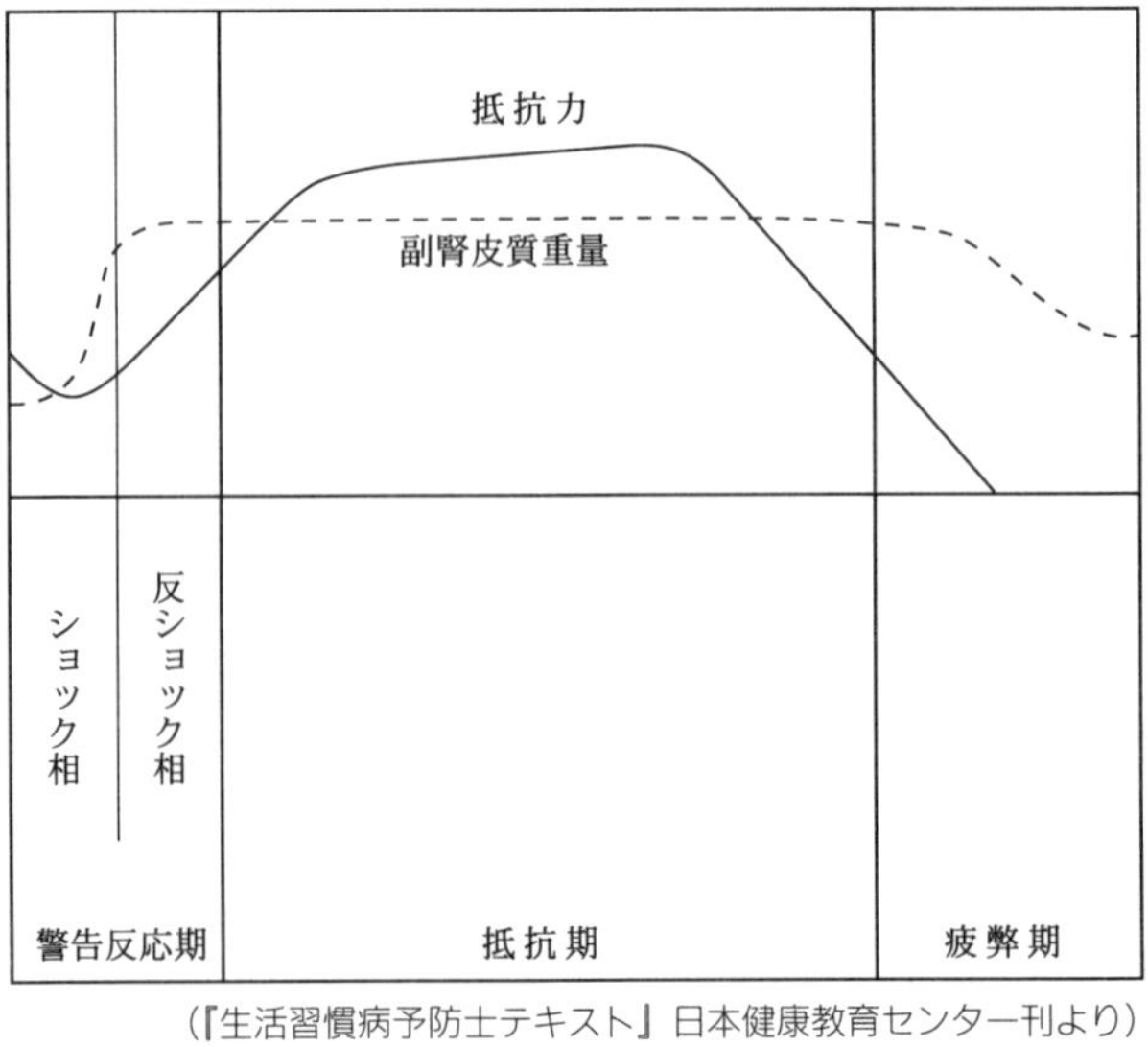

（『生活習慣病予防士テキスト』日本健康教育センター刊より）

抵抗力が使い果たされ「疲弊期」に突入してしまいます。集中力がなくなり、踏ん張りも利かなくなり、心身症や神経症などの病気になってしまいます。

ちょっとした疲労感や変調に気づいたら、休養するなど、早めの対処をすることが大切です。あまり神経質になる必要はありませんが、普段から自分の身体の声を聞く習慣をつけておくことが予防の一歩となるでしょう。

身体と心の発するSOS

最適なストレスレベルを超えて、許容範囲以上になった時、身体や心にはSOSのサインが現れてきます。ストレスが慢性的になるとサインにも気づかないほど鈍感になってしまうことがありますので注意したいところです。ストレスが限度を超えた時、身体や心はどんなサインを現すのでしょうか？「精神面」「身体面」そして「行動面」に変化が現れてきます。

精神面の変化としては、情緒不安定、イライラ、不機嫌、落ち込みなどが現れ、気力や集中力が低下しますので、仕事も家事もはかどらなくなってしまいます。ひどくなると不安感や妄想、幻覚などが現れることもあります。身体面では身体がだるく疲れやすい、頭痛、動悸、めまい、呼吸困難、肩こりなどが現れ、食欲不振、胸やけ、吐き気、腹部膨満感、便秘、下痢などが起こることもあります。また、ストレスが高まると、普段と違う行動をとることがあります。タバコやアルコールの量が増える、ドカ食いする、買い物をしまくるなど。進行すると会社に遅刻をしたり、休んだり、家に閉じこもってしまう人もいます。攻撃的、暴力的な言動に出る場合もあります。

ストレスが高まった時に、心や身体、行動のどこに現れるかは人それぞれですが、どこに現れたとしても、SOSのサインです。ちょっといつもと違うな…と感じたら、ストレス対処を心がけましょう。

なぜ、ストレスが病気につながるのか?

様々なストレス刺激があり、受け取る側の状態でストレス反応が違ってくることは紹介してきました。では、なぜ、ストレス刺激が身体と心の反応や病気につながるのでしょうか?

まず、人間の脳の構造を見てみたいと思います。人間の脳は一番外側に、情報を処理する、考える、判断をする高性能なコンピュータのような「大脳新皮質」があります。その奥に動物的な本能を司る「大脳辺縁系」があります。そのすぐ下に、生命維持のために働く「視床下部」があり、自律神経系、内分泌系、免疫系を支配しています。

視床下部がコントロールしている自律神経は「交感神経」と「副交感神経」に分かれており、交感神経が車のアクセルのような働きを、副交感神経はブレーキのような役割をしています。がんばって何かをしようとする時や闘う時には交感神経が働き、食事をしたり睡眠をとったりする時には副交感神経が働きます。交感神経が働いたままの状態では、胃液がうまく分泌されなかったり、睡眠に必要なホルモンが分泌されなかったりするのです。

ストレス刺激が加わると、まず、高性能なコンピュータである「大脳新皮質」や動物的な「大脳辺縁系」が「この刺激は自分にとって有害か無害か?」を情報処理し感じとり、その情報がすぐ下の「視床下部」へと伝わります。大脳で有害と判断された情報をキャッチした視床下部は「緊急事態! 闘うか、逃げる準備をせよ!」という命令

脳の構造

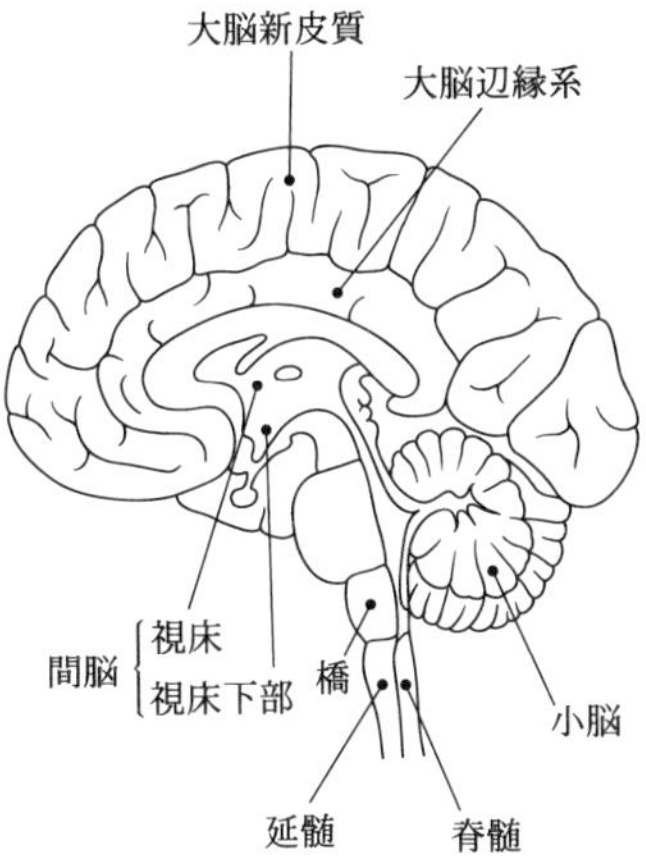

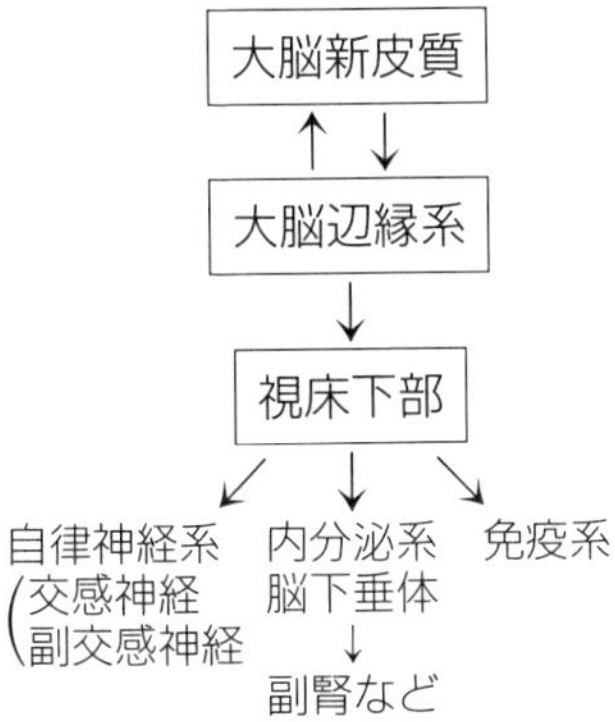

ストレス刺激の流れ

を自律神経系や内分泌系へ送ります。アクセルが働き、身体は闘うために酸素をたくさん取り入れようと脈や呼吸が早くなり、判断力を向上させるために血液を脳にたくさん送りこみます。したがって、消化器系や手足の抹消血管は収縮します。筋肉も硬直し緊張状態をつくりあげます。副腎からはストレスに対抗するためのホルモンが分泌されはじめます。このストレス反応は人間にとっては、その場に応じた適切な反応です。

　しかし、ストレス刺激が長引いたり、強すぎたりすることで、反応が正常な範囲内で止まらずに乱れてしまうことが病気につながっていくのです。

ストレスが原因で起こる病気

　ストレスが過剰になると、起こる病気としては「**心身症**」「**神経症**」「**うつ病**」が挙げられます。
「心身症」とは心のストレスが身体の病気となっ

ストレス関連疾患

心理的社会的ストレスが発病や病状の経過に関与することが大きいと考えられている病気を「ストレス関連疾患」と呼び、次の31種類があげられている。

①胃・十二指腸潰瘍
②潰瘍性大腸炎
③過敏性腸症候群
④神経性嘔吐
⑤本態性高血圧症
⑥神経性狭心症（狭心症）
⑦過呼吸症候群
⑧気管支ぜんそく
⑨甲状腺機能亢進症
⑩神経性食思不振症
⑪偏頭痛
⑫筋緊張性頭痛
⑬書痙
⑭痙性斜頸
⑮関節リウマチ
⑯腰痛症

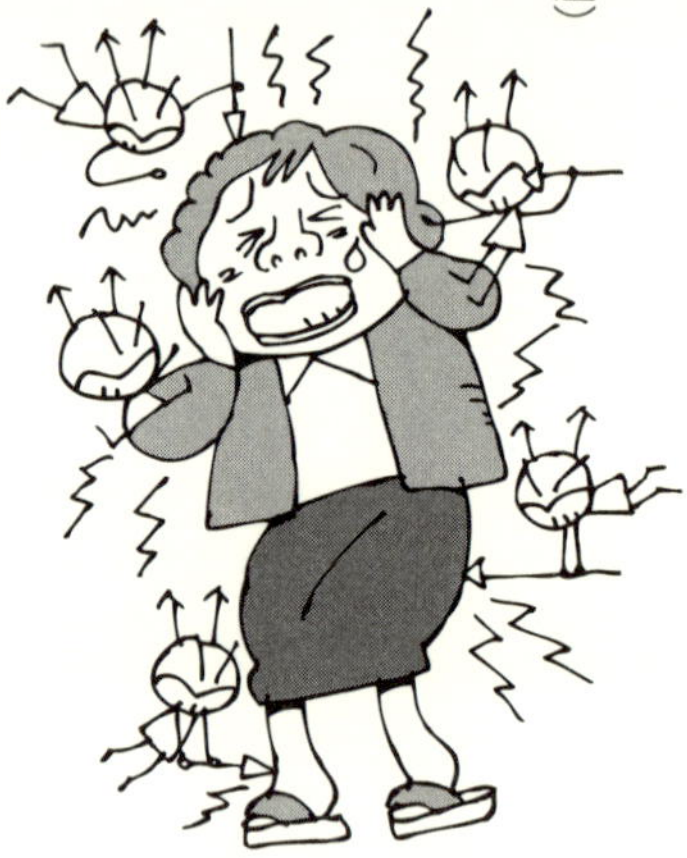

⑰頸肩腕症候群
⑱緑内障
⑲メニエール症候群
⑳円形脱毛症
㉑インポテンツ
㉒更年期障害
㉓心臓神経症
㉔胃腸神経症
㉕膀胱神経症
㉖神経症
㉗不眠症
㉘自律神経失調症
㉙神経症的抑うつ状態
㉚反応性うつ症
㉛その他（神経症性○○症とされたもの）

て現れるもの、「神経症」とはノイローゼともいわれ、心のストレスが精神症状となって現れるものです。「うつ病」も心のストレスが精神症状として現れるもので、生命力が低下した状態といわれています。いずれも心のストレスに原因があるので、正常な範囲か治療が必要な状態なのかを判別するのは難しいものです。心はいつも一定ではありませんので、やる気がなくなったり不安になるのは誰にでもあることで、生きている上では、たまに落ち込むぐらいは正常な事だと思います。しかし、「何かいつもと違うな」という状態が、長く続くようだったら、専門家の相談を受け、早くに自分自身のケアをしてあげたいものです。

心身症について

「心身症」とは特定の病気の名前ではなく、心にかかるストレスが身体の病気を引き起こしている病気の総称です。心身症には様々な病気があり、胃・十二指腸潰瘍、過敏性腸症候群、過換気症候群、筋緊張性頭痛など数多くの疾患名があがっています。心のストレスが原因にある場合は、薬を飲むだけでは根本的な解決にならず、原因である心のストレスに対するアプローチが必要となってきます。内科的な治療をしても良くならないという場合は、心療内科的な視点が必要になってくるので、診察の時に身体の状態だけではなく、心の状態を同時に見ていく必要があります。

健康管理のためにアロママッサージを受けにくる方々の中には、もう一歩進むと心身症になる可能性がある方もいらっしゃいます。気持ちは元気で「別にストレスはありません」といいながらも、身体には緊張が溜まっている状態です。心身症になりやすいタイプの人は、何事に対しても要求のレベルが高く、仕事も家事も徹底的にやってしまい、疲れていてもついがんばってしまいます。また、人から頼まれると忙しくても嫌とは言えません。こうして、がんばりすぎているうちにストレスを自覚出来ない状態に陥ってしまいます。

自分をどれだけコントロールできるか？

心身症になりやすい人に多いのが、次の2つのタイプ。自分の感情を自覚できない状態になる「失感情症（アレキシサイミア）」、身体の状態に目が向かずに不調を自覚できない「失体感症」です。現代の生活の中では、自分の心や身体にわざわざ目をむける機会が減っているせいか、多少なりともこの傾向を多くの人が持っている気がします。

一度、丸の内のオフィス街でのイベントでアロマテラピーのハンドマッサージを行ったことがあります。皆さんとても興味をもってアロマママッサージを受けに来てくださいました。10分間の手のマッサージだけでしたが「自分が疲れていたのが分かった」といって帰られた方がたくさんいました。自分自身の状態は、身体を動かしたり、身体に触れられたりという身体に戻る機会がないとなかなか気づくことが出来ないものです。

感情については、怒りや不安、悲しみなどはマイナスの感情ととらえて、普通は押さえてしまいがちです。押さえるというよりも、自分自身でも知らないふりをしているといってもよいでしょう。社会生活を送る上で、感情をストレートに出しすぎることは問題ですから、押さえることも必要です。しかし、自分の中にマイナスの感情が沸き起こったら、表現しないまでも、否定せずに受け入れることも大切なことです。その感情を無視することもなく、増幅することもなく、ニュートラルに存在を認めることです。無視しつづけていると感情を自覚しにくい状態に陥ってしまいます。

ところで、身体と心、身体と意識について、非常に敏感な人達といえばスポーツをしている人達ではないかと思います。特に、プロ選手やオリンピック出場レベルのアスリート達は卓越した身体感覚を持っています。アメリカのメジャーリーグで活躍するイチロー選手のエピソードにこんなものがあります。一九九年のある日、ボテボテのセカンドゴロを打ったイチロー選手はそれが「飛びあがりたいほどに嬉しい一打」であると語ったそうです。その理由は、そのセカンドゴロを打った時、どこの筋肉の動きが悪くてセカンドゴロになったのかが「あやふやではなくハッキリと頭と身体で自覚できた」ということなのです。意識がしっかりと、自分の身体を捉えたわけです。それからイチロー選手は自分の動きを捉えるコツを得たというお話でした。

普段の生活の中で自分自身の身体にも心にも注目していなかったとしたら、私達は一体どこを見て生きているのでしょうか？　仕事の忙しさやさまざまな理由で、身体や心に目を向けないでいるとしたら、それは、自分自身に対して多大な損失をしているのかもしれません。意識が自分の身体や心を捉えることが出来たら、ストレスは容易に克服でき、自分自身のポテンシャルも最大限に引き出せるかもしれないのですが…。身体を動かすことの少ない現代の生活の中では、運動をしたり、マッサージを受けたりという、自分の身体や心に目を向けられる時間を意識的に持つことが必要なのかもしれません。

心のストレスが精神状態に現れる「神経症」「うつ病」

神経症はノイローゼとも呼ばれるもので、強い不安感を伴うものです。その不安感に加えて呼吸困難、動悸、めまいなど様々な身体症状も見られます。誰でも、ある瞬間、不安感を感じたり、心配事があって夜も眠れなくなることはあるもので

《神経症の種類》

◉不安神経症…突然理由もない不安に襲われ、心臓がドキドキする「パニック障害」と、不安感が長期間続く「全般性不安障害」がある。

◉恐怖症…恐れる必要がないものに対する恐怖感にとらわれる。高所恐怖症や体臭恐怖症など。

◉強迫神経症…鍵をかけ忘れていないか気になり、何度も繰り返し確認するなど、ある観念や行為にとりつかれ、そこから抜け出せなくなる。

◉心気症…自分の体調のことが異常に気になり、少しでも不調があると悪い病気ではないかという考えにとらわれる。病院で異常がないといわれても納得せず、病院を転々とする人もいる。

◉ヒステリー…自分自身が気づいていない心の問題により、記憶や意識、神経の異常が起こる。自分の名前を忘れたり、全身が痙攣したり、声がでなくなるなど人によって症状の出かたは異なる。

◉離人神経症…精神的なショックやストレスが原因で「何をしていても自分がしているという感じがしない」など現実感が希薄になる。

◉抑うつ神経症…喪失体験などから抑うつ状態が長く続き、睡眠障害や食欲不振など身体症状も伴う。

◉神経衰弱…過労や病後など心身に強い負担がかかった後に疲労感、無気力、情緒不安定などの症状が続く。

す。しかし、それは大抵、理由があって心配になったりするものです。もともと心配性の人や神経質な人は、不安感を覚えやすく、その不安な感じにとらわれやすいという性格を持っていますが、そこにストレスやショックなどが加わることで病気が発生するケースが多いようです。心配性や神経質な状態と「神経症」と呼ばれる境界線は難しいものですが、理由もなく不安が一ヶ月以上続くような場合には、専門医に相談するとよいでしょう。

一方、うつ病はエネルギーが低下した状態で、落ち込みや意欲の低下、不眠、食欲不振など自律神経失調症状を伴います。一過性のうつ病は「心の風邪」とも言われていますので、早めの気づきと対処でこじらせないようにしたいものです。

現代病と言われるほど日本ではうつ病にかかる人が増えています。日本人の民族性がその原因とも言われています。うつにかかりやすい性格として、生真面目で何事も一生懸命取り組む、精神的な抑圧を受けやすいなどがありますが、勤勉で和を大切にする日本人の性質はうつ病にかかりやすい性質と言えます。それに加えて、現代のストレスの多い社会状況がうつ病の増加を招いているのでしょう。うつ病は消化器系の症状なども現れやすいので、うつ病患者の8割は最初に内科を受診しますが、きちんとうつ病の診断を受けるのは四分の一といわれています。他は、「特に異常はない」と言われる人が大半で、中には内科的な病名をつけられる人もいます。病院で異常はないといわれても、つらさを感じるときは心療内科などに相談してみることをお勧めします。

心の病気というと抵抗を感じる人も多いと思いますが、ストレスの多い社会の中、誰でもかかりうる病気です。心と身体、ストレスに関する正しい知識を持ち、予防や早期発見が出来るようにしたいものです。

「未病」のうちに気づく

西洋医学では病気になった人を治す薬や技術については、圧倒的な力を持っています。遺伝子治療や臓器移植など西洋医学は目覚しく進歩しています。一方でがん、心疾患、脳血管障害などは生活習慣病と呼ばれるように、発生には生活習慣や心のあり方などが関係しているものです。生活習慣病や心身症に関しては、西洋医学のみでは充分な治療が難しく、予防医学に目がむけられるようになってきました。

病気になってしまってからでは治療が難しいものは、病気にならないように予防するところに意識が向けられ始めました。もともと東洋医学では「未病の段階で、病気になるのを防ぐ」のが医者の役割でした。薬にも上薬、中薬、下薬という考え方があり、下薬というのは即効性はあるけれど副作用もある薬のこと、上薬とは健康を増進し副作用はない薬のことを言います。良い薬というのは人をより健康にし、副作用がないものなので、解釈を広げれば、食事もその中に入るといってもよいでしょう。中国の医食同源の考え方はこんなところにも現れています。また、現代の西洋医学の薬は、鋭い利き方をする分、何らかの副作用も伴います。東洋医学でいう下薬にあたります。出来るだけ下薬を使うことのないよう、「未病」の段階で病気の素は処理して行くことが理想といえます。

普段から、自分自身の身体と心に目を向ける習慣をつけ、身体や心の声を聞けるようにしたいものです。病気に至るまでの間に身体や心は、必ず何らかのメッセージを送ってきています。大きく分けると病気に至るまでの身体の異常の段階は**「感覚異常」**→**「機能異常」**→**「器質異常」**の3つに分けることが出来ます。最初の段階の「感覚異常」を敏感に感じ取ることが、病気の素に気づくことになります。

「感覚異常」とは自分で感じる不快感で「疲れやすい」「肩がこる」などのことを指します。この感覚異常に敏感になることで、少し休むとか養生するということが出来るのです。

次の「機能異常」は不快感がもっと病的に進展した段階です。「便秘気味」「食欲不振」「腕が上がらない」など機能に異常が出ている状態を指します。この段階では機能を正常に戻せるように休養をとったり、場合によっては薬などで治療を行います。

「器質異常」は器官そのものに病変がはっきりと現れた状態です。入院や手術などによる本格的な

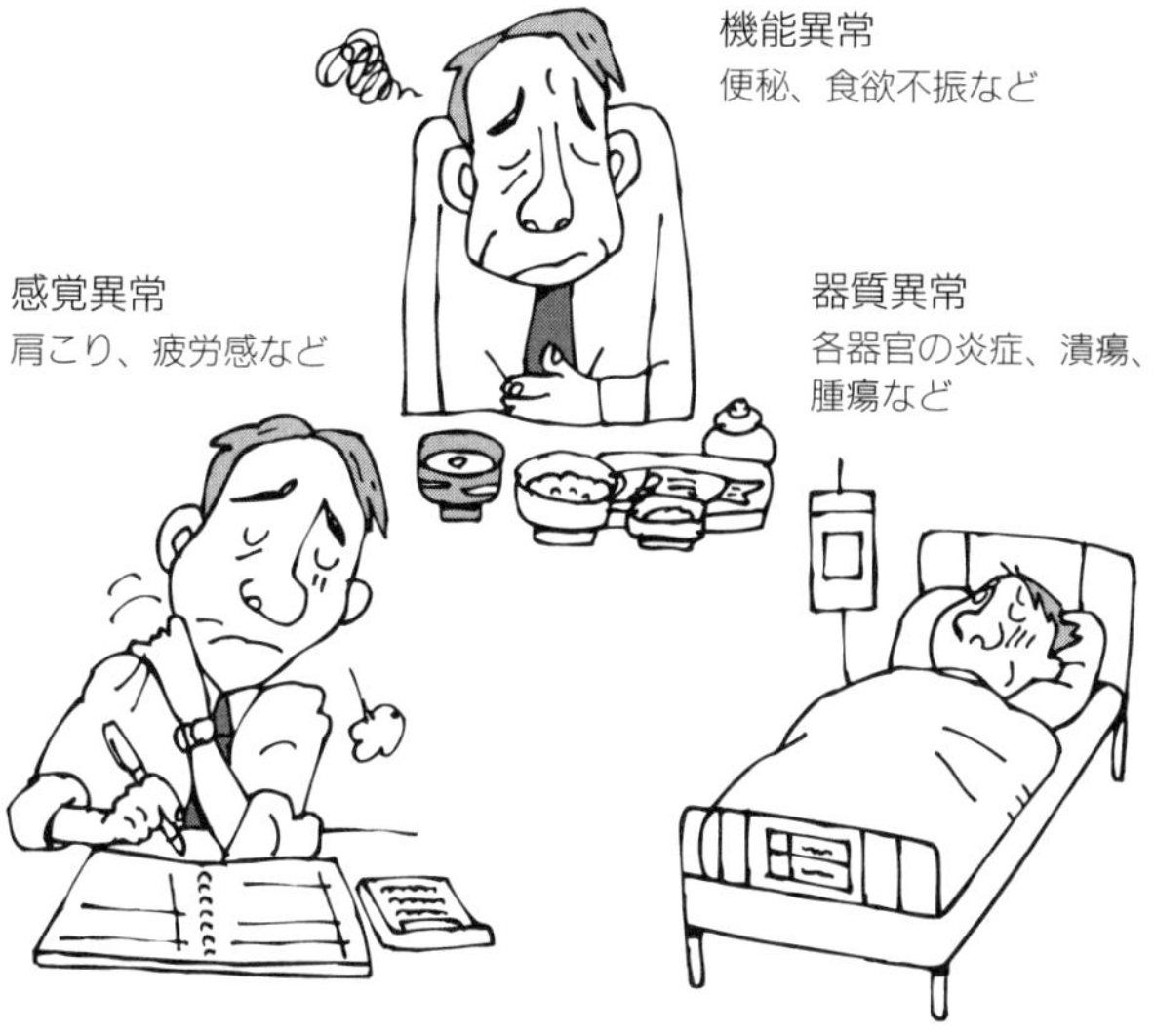
機能異常
便秘、食欲不振など
感覚異常
肩こり、疲労感など
器質異常
各器官の炎症、潰瘍、腫瘍など

治療が必要な段階です。

忙しさに流されて、自分の心身の状態に気づかずに、器質異常の段階に来てやっと病院に行くという人も少なくありません。それを防ぐために定期検診などがあるわけですが、それに頼らず、自分の心や身体の感覚に敏感になり、早い段階で異常に気づき、予防できるスキルを身につけたいものです。

レッスン4 ストレスにどう対処するか

ストレス対処のいろいろ

ストレスは「ストレス刺激（ストレッサー）」があり、それを「受けとめる人の状態」があり、「ストレス反応（ストレス）」が様々な形で出現するというメカニズムになっています。ストレスの対処法としては、「ストレス刺激をなくす」、「受けとめる人の状態を改善する」、「ストレス反応に対処する」の3つに大きく分けられます。

「ストレス刺激をなくす」ことができるのが一番手っ取り早いことですが、社会生活を送っていればそう簡単にはいきません。例えば、自分の家の中が寒いので風邪をひいてしまうということでしたら、暖房などを入れて調整すれば、「寒い」という物理的なストレス刺激はなくなります。しかし、会社の人間関係などは、その人か自分が異動になるか辞めるかということになってしまいますので、現実的にはすぐに対処できない場合が多くなります。人間関係が嫌になる度に会社を辞めるようでは、逆にすぐに辞めてしまう行動のほうが問題になってしまいます。ストレス刺激をなくす事が完全には不可能であるとしたら、次の対処方法を考えます。

ストレス刺激そのものをなくすことが出来ないのならば、それを「受ける自分自身の状態を改善すること」を考えます。健康状態、性格、価値観などの改善や変更をはかります。性格の改善や価値観の変更はカウンセリングなどを受け、「気づ

ストレスへの対処法

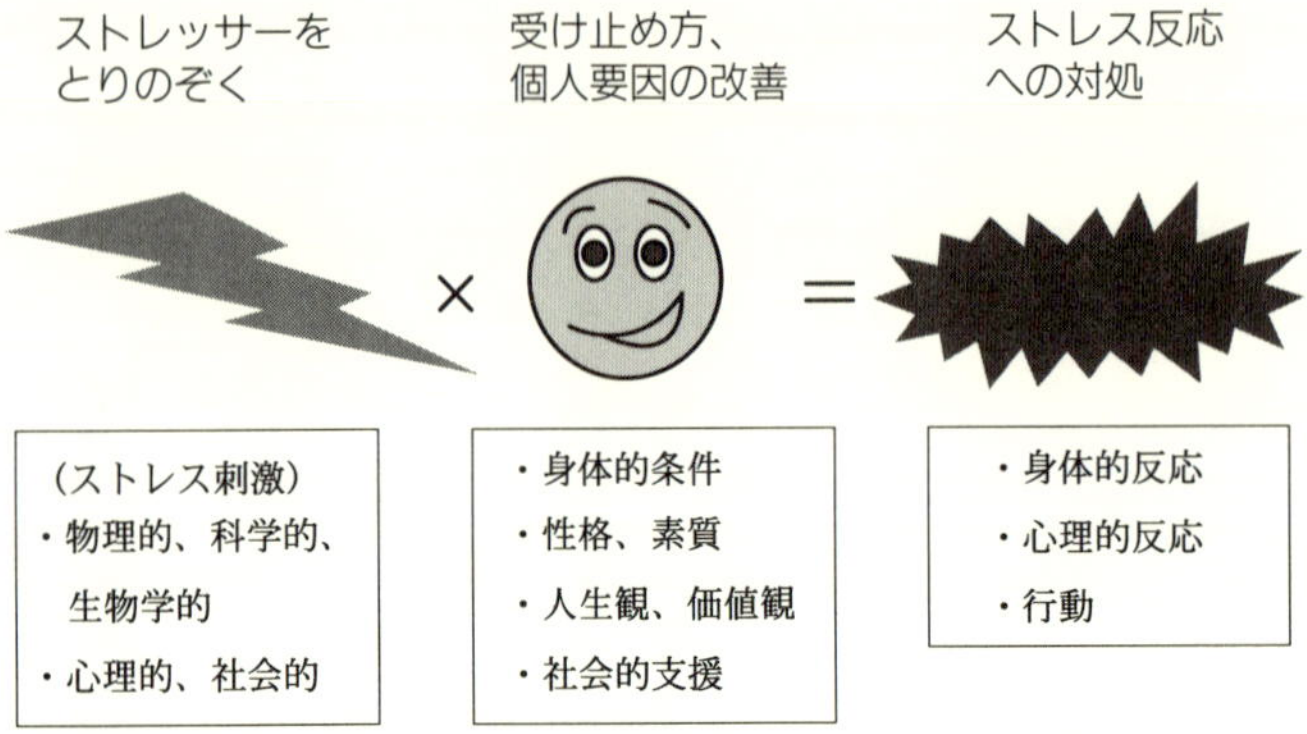

き」が起こることでゆっくりと変わっていくものです。あせらずにじっくりと変化を待つことになるでしょう。そうして努力するうちにもストレスが高まるようでしたら、次の対処法を実行します。「ストレス反応」自体を緩和させる対処方法です。アロマテラピーや音楽など五感に働きかけるものを利用した気分転換やリラクセーション、マッサージ、ヨガや気功、ボディワークなど身体に目を向け緊張をほぐしていく方法などが考えられます。不眠や食欲不振、めまいなど自律神経失調症状や情緒不安定、不安感などストレス反応がかなり強く出ている場合は、リラクセーションだけではなく、医師の診察を受け治療をする必要もあるでしょう。

簡易ストレス度・チェックリスト（自己評定用）

次の各項目について、自分に当てはまるものをチェックし、各１点として合計点数（30点満点）を算出し、その点数によりストレス度の評定を行います。

1　頭がスッキリしていない（頭が重い）。
2　目が疲れる（以前に比べると目が疲れることが多い）。
3　ときどき鼻づまりすることがある（鼻の具合がおかしいことがある）。
4　めまいを感じることがある（以前はまったくなかった）。
5　ときどき立ちくらみしそうになる（一瞬、クラクラッとすることがある）。
6　耳鳴りがすることがある（以前はなかった）。
7　しばしば口内炎ができる（以前と比べて口内炎ができやすくなった）。
8　のどが痛くなることが多い（のどがヒリヒリすることがある）。
9　舌が白くなっていることが多い（以前は正常だった）。
10　今まで好きだったものをそう食べたいとも思わなくなった（食物の好みが変わってきている）。
11　食物が胃にもたれるような気がする（何となく胃の具合がおかしい）。
12　腹が張ったり、痛んだりする（下痢と便秘を交互に繰り返したりする）。
13　肩がこる（頭も重い）。
14　背中や腰が痛くなることがある（以前はあまりなかった）。
15　なかなか疲れがとれない（以前に比べると疲れがたまりやすくなった）。
16　このごろ体重が減った（食欲がなくなる場合もある）。
17　何かするとすぐ疲れる（以前に比べると疲れやすくなった）。
18　朝、気持ちよく起きられないことがある（前日の疲れが残っているような気がする）。
19　仕事に対してやる気が出ない（集中力もなくなってきた）。
20　寝つきが悪い（なかなか眠れない）。
21　夢をみることが多い（以前はそうでもなかった）。
22　夜中の１時、２時ごろ目がさめてしまう（そのあと寝つけないことが多い）。
23　急に息苦しくなることがある（空気が足りないような感じがする）。
24　ときどき動悸をうつことがある（以前はなかった）。
25　胸が痛くなることがある（胸がギュッと締めつけられるような感じがする）。
26　よくかぜをひく（しかも治りにくい）。
27　ちょっとしたことでも腹が立つ（いらいらすることが多い）。
28　手足が冷たいことが多い（以前はあまりなかった）。
29　手のひらやわきの下に汗の出ることが多い（汗をかきやすくなった）。
30　人と会うのがおっくうになっている（以前はそうでもなかった）。

採点：１項目を１点とする。
評定：0～5　正常　　6～10　軽度ストレス（要休養）
　　11～20　中等度ストレス（要相談）　21～30　重度ストレス（要受診）

（桂　戴作　1980）

あなたのストレス状態をチェックしてみよう

ストレスによる心身の反応が出てきたら、早めに対処してストレス度が高くならないように注意したいところです。そのためには先ず、自分の状態がどうかに気づくことが必要。前頁のストレスチェック表は現在の自分のストレス状態に気づくための手助けとなるものです。定期的にチェックしてみると良いでしょう。正常〜重度ストレスのうち、あなたの状態はいかがでしたか？　ストレス度に応じた対応を考えましょう。

まず、軽度ストレスで要休養の場合はアフターファイブや週末は仕事を忘れて、ゆっくり身体を休めたり、香りを使ったり、音楽を聴くなどリラックスできる環境をつくることも大切です。マッサージを受けたり、スポーツをしたりと、頭を使うことから離れて身体や五感を活性化させることもよいでしょう。また、生活のリズムが乱れていないかもチェックしてみましょう。注意信号が出た時に、うまくリカバーできる方法を自分なりにつくっておきたいものです。セルフケアの詳細は実践編で紹介したいと思います。

次に中〜重度ストレスで要相談、要受診の人は早急な対応が必要です。ストレスが原因と思われる場合は、内科を受診しても身体の異常が発見されない場合もありますので、心療内科を受診してみるのがよいでしょう。心療内科とは、心と身体の両面から病気を捉えていく心身医学にもとづいた治療を行っているところです。心身症と呼ばれる、心に原因があって身体に症状が出ているものは主に心療内科の領域です。神経症やうつ病も扱っています。精神科やメンタルクリニックと看板を掲げているところでもストレス病を扱っています。

ストレスに強い自分づくり

「ストレス反応」自体への対処方法は、起こってしまったものに対する応急処置で「ストレスケア」になります。自分のストレス反応に早めに気づき「ケア」していくことは、重大な病気を予防することになりますが、そこから一歩進んだところに、より根本的な解決を図る「ストレスマネージメント」があります。

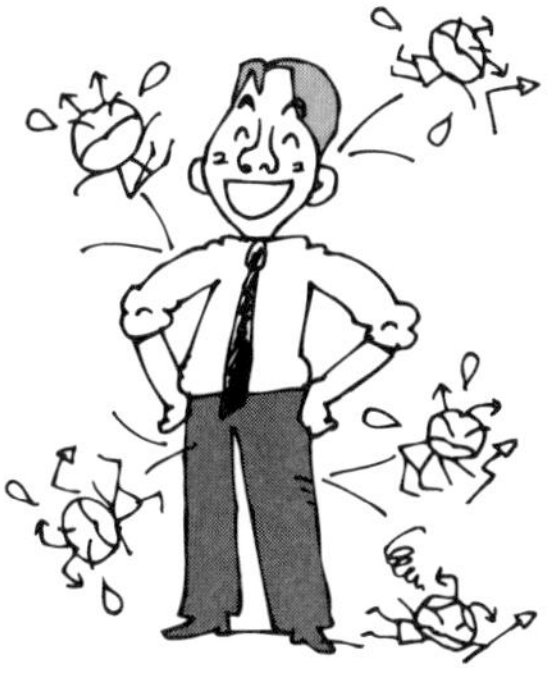

　元気に仕事をこなし自己実現して行くには、ストレスに強い自分づくりに挑戦したいものです。それには予防的な視点でのアプローチが必要になります。「ストレスマネージメント」の方法を大きく4つに分けて説明したいと思います。その4つとは「**セルフアウェアネス（自己認知）**」「**セルフコントロール（自己制御）**」「**セルフマネージメント（自己管理）**」「**ライフマネージメント（生活管理）**」です。

　セルフアウェアネスとは、先ず自分を知ることです。ストレスに対処していく場合、自分がどれだけストレスを受けているか、自分がストレスを受けやすい性格かなど、自分自身についての認識がないと、その先に進むことは出来ません。

　セルフコントロールは意識してもなかなか出来ないもの、すなわち、自律神経系などが関与していて「勝手にドキドキしてしまう、呼吸が早くなる、緊張してしまう」というものをリラクセーション法などを使ってコントロールして行くことを指します。

一方のセルフマネージメントは意識してできることを指します。例えば、「早起きをする」「規則正しい生活を心がける」「週に一度はスポーツをやろう」など、自分の意識で管理できることを指します。

ライフマネージメントは、趣味を持ったり、友人の輪を広げるといった生きがいの創造を指しています。

セルフアウェアネス〜自分はストレスを受けやすいか？〜

まず、自分の状態を知るセルフアウェアネスが必要です。はるか昔から「自分自身を知る」ということは哲学的な命題でもあります。哲学しないまでも自分自身を認識することは意外に難しいものです。

私はアロマセラピストとして多くの方に対してアロマテラピーのセッションを行っています。心や身体の状態を伺い、その時の状態に適した香りや作用の精油を選び、アロママッサージをします。より適した精油を選ぶために、ストレスを感じている度合いや、睡眠、食欲などを伺います。また、体質や気質なども考慮に入れていきます。そうして、クライアントの状態を本人と一緒に確認していくわけですが、意外に自分一人では自分自身の陥りがちなパターンや状態に気づきにくいことを実感します。特に、日常生活には様々な情報や刺激があふれていますので、静かに自分の心や身体に目を向けることは、何か特別な機会がないと難しい状況になっているようです。アロマテラピーセッションという特別な機会の中で、クライアントとセラピストが対話をしたり、マッサージにより言葉以外の対話をすることは、結果的にクライアントが自分自身との対話をする助けになっているといえます。また、一人であっても、意識的に自分自身と対話をする機会をつくっていくことで、素早く心や身体の状態やメッセージをキャッチできるようになるものです。

ストレスに強くなるためには、まず、自分自身がストレスを受けやすい性格か？　なぜ、そういった性格だと受けやすいのかを知っておく必要があるでしょう。ストレスに対する感受性は人それぞれです。ちょっとした光があるだけでも眠れない人や隣の部屋から聞こえてくる物音にも敏感に反応する人もいれば、あまり小さいことは気にしない人もいます。もちろん、感受性が強い人ほどストレスを受けやすく、おおらかな人ほど受けにくいことになります。しかし、あまりおおらか過ぎても自分自身の変化を見落としてしまうこともありうるわけです。どちらが良い悪いということではなく、それは、個々の個性ととらえるのが適切です。例えば「感受性が鋭い」はプラスの表現ですが、「神経質」はマイナスの表現に感じます。ひとつのことが長所にも短所にもなりうるということで、バランスが良い時は長所として働き、バランスを崩した時に短所として現れると理解して頂ければよいでしょう。自分の性格を過大にも過少にも評価せずに、客観的にあるがままに捕らえることで、日常の行動の中に「気づき」と「変化」をもたらすことができるのです。

ストレスを受けやすいワーカーズのタイプ

第1は、前にもご紹介した「タイプA」があります。野心的で闘争的、猪突猛進で、バリバリやってしまうタイプ。ビジネスの場面ではそういった行動をとってしまう環境になりがちです。しかし、本当にそれが得策なのかどうかを考えたいものです。

第2が「過剰適応タイプ」。秩序を重んじ人間関係もうまく保とうとしたり、人に気を使いすぎたり、仕事のことを考えすぎたり、人に気を使いすぎたりします。その場に適応しようとがんばるのですが変動の多い現代の中では、ストレスがかかりやすくなります。

第3が「生真面目タイプ」。日本人は総じて生真面目な人が多く、うつになりやすい国民性といわれますので、こういったタイプの人は職場に多いのではないかと思います。生真面目ということは裏を返せば融通性に乏しいということになります。少しは適当なところがあってもよいのです。

第4はこれも前に紹介していますが、「燃え尽

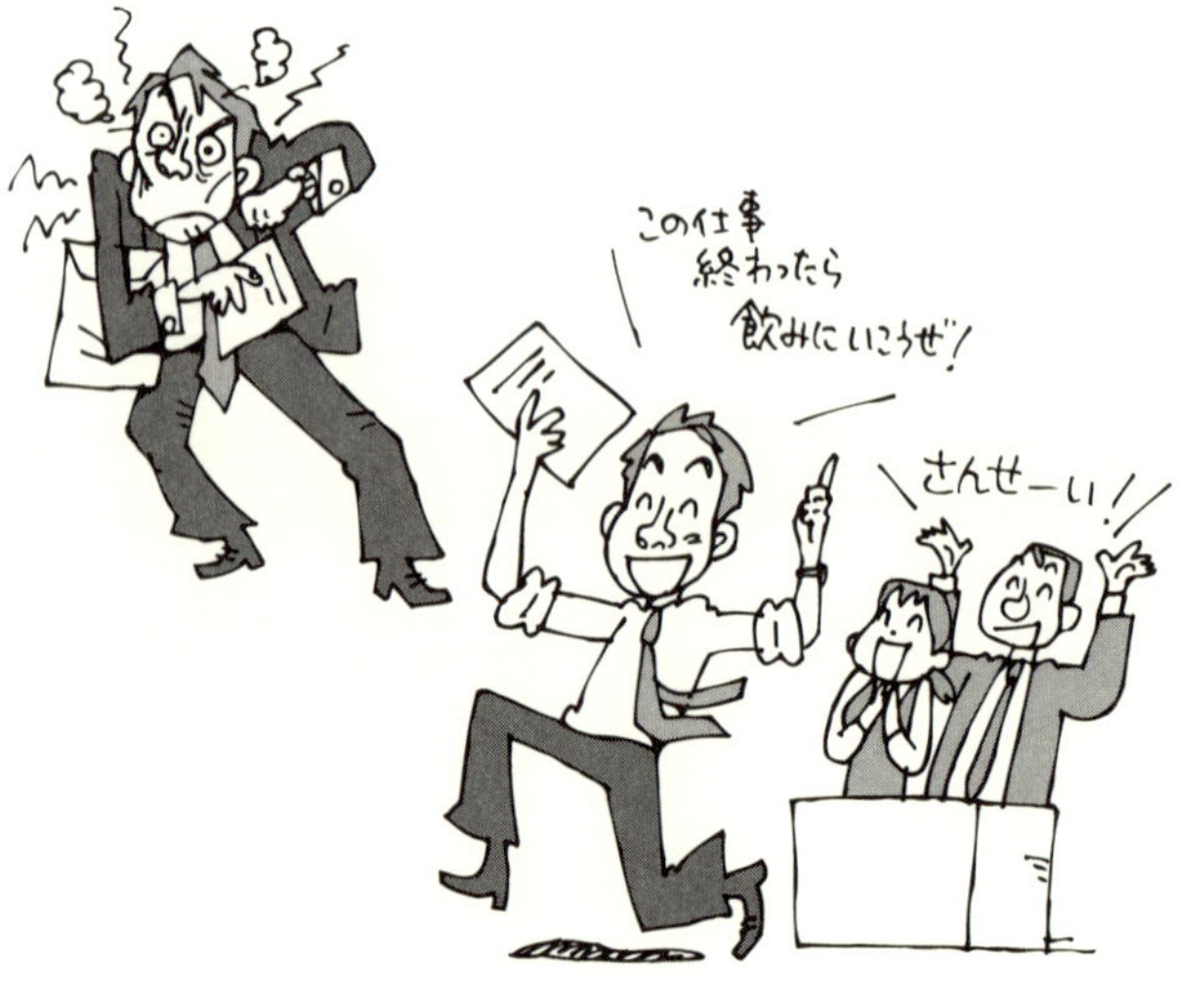
この仕事
終わったら
飲みにいこうぜ!
さんせーい!!

きタイプ」。仕事を一生懸命、休むことなくやりつづけることで心身ともに疲労困憊してしまいます。

以上を見ても分かるように、真面目過ぎたり、がんばりすぎたりと、「ほどよい」状態を越えがちな人にストレスがかかりやすいと言えます。何事も「適当」が良いのかもしれません。「適当」を辞書で引いてみると、「ほどよい」「ふさわしい」「いいかげんなこと」という意味が出てきます。前の2つは良い意味で使われますが、「いいかげん」というのは日常会話では「いいかげんにしろ！」「いいかげんにごまかす」など悪い意味で使われます。しかし、よく考えてみれば「いいかげん」も「好い加減」の事なので、良い加減であるということになります。

「適当」とか「好い加減」があまり好ましくない意味で使われてしまうのは、日本が「なんでもきちんとやることが美徳である」という価値観の社会だからかもしれません。仕事も一生懸命、遊びも一生懸命、いいかげんには出来ない国民性があるのでしょうか。しかし、そんな国民性が「いいかげん」にやり過ごさなければいけないご時世に耐えきれない人々を生み出しているのかもしれません。先が見えない不安、先に進まない苛立ち、変化を求めているのだけれど、変化に対する恐怖感もある。この変動する時代には、「いいかげん」で「ほどよい」乗り切り方を身につける必要があるのかもしれません。

セルフコントロール～リラクセーション法を身につける～

日常生活において、わたしたちは様々な刺激を受けて生きています。朝は目覚し時計の音の刺激で目を覚まし、テレビを見て、新聞を読み、朝食を食べる。家を出たら通勤電車にのり、満員の中、ちょっとイライラしたりする。会社に到着すれば、同僚や上司に挨拶、そしてさっそく仕事のメールをチェックする。今日も一日がんばろうと思う日もあれば、あまりやる気が起きない日もある。ライフスタイルは人それぞれですが、常に何らかの刺激を受け、それを処理することを私達は行っています。新しい出来事に遭遇したり、初対面の人に会ったりすれば大抵の人は、身体や心が緊張状態になります。度合いの差こそあれ、緊張して交感神経が働いた状態になっています。また、パソコンの端末に向かい集中している時も、ふと気づくと肩に力が入っていることがありませんか？肩の力を抜いても仕事は出来るはずです。しかし、「何かに急かされた気分」がそうさせたり、「完璧を求める気持ち」がそうさせていることがあります。

アロママッサージを受けるクライアントを見ていると、「肩こり」を訴える人は非常にたくさんいます。マッサージを行ううちに、凝っている肩の部分が柔らかくなります。しかし、セラピストである私がその人の肩こりをほぐしたというよりは、タッチと精油の自律神経に対する鎮静効果などにより、クライアント自身の緊張が解放されたという場合が多いのです。無理やり硬い筋肉をほぐすのではなく、ふと力が抜ける瞬間があるのです。そして、マッサージ後にクライアントに聞いてみると、力が入っていたことも抜けた瞬間のことも自覚できていない人が多くいらっしゃいます。それだけ、ふだんの自分の身体は無意識に緊張していて、筋肉が硬くなっているのです。そして、それが凝りや痛み、重さなどの不快感として感じられているのです。また、緊張状態の時には、交感神経が働き、呼吸が早く、浅くなります。また、消化器や皮膚の抹消血管が収縮するため、胃腸の調子が悪くなったり、皮膚が冷たく、乾燥するなどの状態になります。一瞬の緊張であれば、一瞬のストレス反応で、あとに引きずることはありませんが、精神的なストレスなど「細く」「長く」続くストレスがかかった時には、無意識のうちに身体が緊張している状態になります。その緊張度合いが「ちょっとだけ」だったり、「いつものこと」だったりするので、自分ではなかなか自覚しにくいものなのです。

この微妙な緊張が続くことで、心身に感覚異常や機能異常が起こり、ついには器質的な異常にまで至るというわけです。特に、不眠、抑うつ状態などで心療内科に通われている方たちは、首や頭部が異常に緊張しており、身体の各関節（肩、ひじ、股関節など）にも緊張が見られます。そして通常であれば、数十分のマッサージの間に緊張は解放されて行くのですが、病的な段階にくると緊張が抜けにくい状態になっているのです。

ですから、「自分は緊張なんかしていないので

《心療内科で用いられるリラックス方法》

◎自律訓練法
◎バイオフィードバック法
◎音楽療法
◎アロマテラピー
◎ヨーガ
◎太極拳
◎気功
◎呼吸法
◎座禅
◎ダンス療法
◎運動療法　など

は？」と思っても、自分自身の緊張をコントロールする方法を身につけておくことは非常に重要なことなのです。深呼吸や軽いストレッチ、アロマテラピーや音楽、入浴などは日常生活のリラックス法として毎日でも実行出来るものです。なんとなくお風呂に入るのではなく、リラクセーションの場として意識して利用することも大切です。また、本格的なリラックス法として心療内科で用いられる様々な方法があります。ストレスの多い社会に生きるワーカーズとしては、自分にあった方法をいくつか身につけてみましょう。

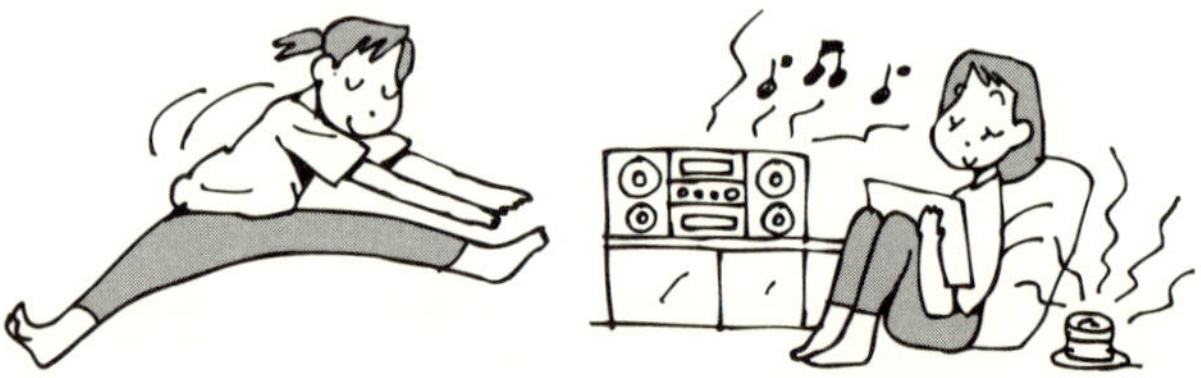

セルフマネージメント〜生活習慣を考える〜

セルフコントロールは、自律神経が関っている無意識の緊張をコントロールして行くことですが、セルフマネージメントは自分が意識して行えることを指します。例えば、週末には完全に仕事から解放された生活を送るとか、仕事の後はフィットネスクラブに通うとか、ストレスをためない工夫を生活のなかに取り入れることです。家に仕事を持ちかえったり、土日も仕事のことが頭から離れないという状態では、かえって効率が悪くなることもあります。働くことと休むことの緩急をつけることは、やろうと思えば自分の意志で出来るものです。

ふだんの食事や入浴も意識してストレスが溜まらないような工夫が出来るところです。仕事中は、半分仕事をしながらパンをほおばったり、食べている時も考え事をしたりということはありがちです。しかし、食べる時は気分を切り換える絶好のチャンスでもあります。リラックスして食事をしないと胃腸の働きも低下しますので、食べる時の心もちはとても大切です。

自分自身の一日の生活や一週間、一ヶ月の生活のパターンをストレスをためないという視点から見なおしてみると、工夫出来る余地がいくつもあると思います。健康づくりの3本柱「栄養」「運動」「休養」と、「働く」「休む」のリズムを考えながら、62頁の「生活時間チェック表」を使いストレスをためない生活習慣を考えてみましょう。

ライフマネージメント～生きがいや仲間を大切に～

最後にライフマネージメントについてご説明します。仕事だけが生活ではありません。一人の人間の生活にも多様な面があるものです。働く自分もいれば、休んだり楽しんだりする自分がいても良いはず。働く自分がすべてになってしまったら、そこで起きたストレスから逃れることも出来ず、自分を支えてくれるものも希薄になってしまいます。家に帰っても、休日になっても意識が働くことから離れられない人も、ちょっと、努力をしてみましょう。仕事が大好きでいつでも仕事の事を考えられるという人もいるかもしれませんが、それでも、たまには全く離れて楽しめるものがあった方が、自分自身に立体感を持たせることが出来るのではないかと思います。それが、働くということにも反映されていくような気がします。

自分もアロマセラピストという仕事は好きでやっているので、放っておけばいつも仕事に関係することをしているわけです。しかも、世間では

あなたの1週間の生活時間をチェック

生活リズムの乱れは、疲労やストレスをためるだけではなく、生活習慣病のもと。「1週間の生活時間チェック」をお試しください。自分の生活時間を7日間にわたってふり返ってみると、さまざまな問題点が見えてくるはずです。

[生活時間チェックの仕方]

黒と赤のボールペンあるいは色鉛筆と定規を用意して下さい。1週間の生活時間を、左記の生活時間記録表に次の要領で記入して下さい。

① 眠っていた時間帯は、黒い実線を引く。
② 通勤時間には、黒の二重線を引く。
③ 仕事の時間（農作業や出張、外勤なども含む）には、黒の点線を引く。
④ 食事をしはじめた時刻に赤い○をつける。ただし、家族と一緒に食事をした場合には赤い◎をつける。
⑤ 運動（散歩や体操も含む）をした時間帯は、赤い実線を引く。
⑥ 排便のあった時刻に赤い×をつける。
⑦ 読書やテレビ、音楽鑑賞、趣味、ゴロ寝など（ただし、時間が決められているおけいごとなどは含まない）で「くつろいだ」時間帯は赤い点線を引く。

生活時間チェック表（平成　年　月　日から　月　日まで）

時刻	0時	2	4	6	8	10	12	14	16	18	20	22	24
曜日													
曜日													
曜日													
曜日													
曜日													
曜日													
曜日													

睡眠＝黒——
通勤＝黒‖
仕事＝黒……
食事＝赤○
家族と食事＝赤◎
運動＝赤——
排便＝赤×
くつろいだ時間＝赤……

チェック後の生活時間の点検の仕方

1週間以上、生活時間を記録したら次の内容について点検してみましょう。この生活時間の点検は、現在の生活の仕方をより豊かにするためのヒントを、あなた自身が得ることが目的です。点検結果をもとに、自分の生活時間を見つめ直してみましょう。(1時間=5ミリメートル)

[定規を使って生活時間点検を]

● 生活リズムは健康生活の基本。

表を横にながめてください。黒、赤の線や丸が横方向に揃っていますか。きれいに揃っているほど毎日の生活リズムが乱れていないということです。

● 週に1日のハメはずし!

週に1日程度の夜ふかしや長時間睡眠などは、生活の単調さや拘束感をなくすためによい場合もあります。以下に生活時間の点検項目をあげていますが、いつもは規則正しい生活をしていて、土・日曜日だけ生活リズムが乱れている場合はあまり極端でない限り問題はなく、有益なこともあります。

● 1日7〜8時間の睡眠で疲労回復を。

黒い線の長さは毎日3.5〜4センチメートルの間にありますか。

● 定刻就寝、定刻起床は快眠の基本。

横にみて黒い線の端が、左右いずれも5ミリメートル幅以内におさまっていますか。

● 1日3回定刻の食事で健康食生活。

横にみて、全ての赤い○の中心が、5ミリメートル幅以内におさまっていますか。

● 家族との食事でストレス解消。

1日1つ以上赤い◎がありますか。

● 毎日の運動でフィットネス。

赤い線の長さが2ミリメートル以上ある日が、1週間に4日以上ありますか。赤い線の長さの1週間の合計が1.5センチメートル以上ありますか。

● トイレへの定期便で便秘なし。

赤い×が少なくとも2日間に1つはありますか。横にみて、全ての赤い×が1センチメートル幅以内におさまっていますか。

● ゆとりの時間で活力アップ。

赤い点線の長さが毎日5ミリメートル以上、1週間の合計で5センチメートル以上ありますか。

(日本大学医学部公衆衛生学教室)

「癒し系」といわれている仕事ですから、ふつうは「癒される」はずの場が、仕事関係の場になってしまうのです。街をぶらぶらしていても、癒し系のものをみつけると無意識に仕事モードになってしまうのです。それは、自分にとっては自然なことで、嫌いなことではありません。それでも、出来ることなら仕事から離れられるような趣味はあったほうが良いと思います。平面がひとつやふたつでは立体はつくることが出来ません。自分にはいったいいくつの面があるかを考えてみましょう。

ストレス対処に重要な「ソーシャル・サポート」

趣味や生きがいを持つということは、仲間もでき、職場とは違った人間関係が作られていきます。それがまた、自分を支えてくれるものになってくるわけです。これをソーシャルサポートといいます。

「ソーシャル・サポート」とはコミュニティ心理学の分野で使用されたのが最初といわれていますが、一九六〇年代後半より、文化人類学、社会学の分野、特にストレス研究のなかで概念が注目された言葉です。意味は社会福祉などの公的制度からの援助ではなく、個人を巡るネットワークから差し伸べられる援助を指すものです。つまり、国や自治体からの助けではなく、自分の家族、親族、地域の人々、友人など個人の人間関係の中から差し伸べられる援助という意味になります。内容的には「物資やお金の援助」と「情緒面の援助」などがあります。現在では、ソーシャル・サポートが病気予防や治療を促進させる重要なファクターになるとして、医療現場だけではなく、学校、子育て、高齢者など各現場での役割や方法が研究されています。

ストレスの研究者であるレイは「ソーシャル・サポートが希薄であれば、ストレス対処能力は低下する傾向にある」と言っています。しかし、現代ではサポートの役割を果たしてきたであろう家族や地域社会での人間関係が希薄になっています。逆に、近しい人間関係がストレスとなることもあるでしょう。価値観が多様化している時代なので、お互いに干渉されたくないと思えば、ふだんはドライな人間関係にならざるを得ません。お互いの干渉を嫌うあまり、無関心な人間関係になっているのではないでしょうか。かといって日本社会では「自分は自分」という個人主義が確立しているわけではないので、周りの目は気になるのです。現代の日本社会では、和の文化と欧米の個人主義が中途半端でおかしなバランスで存在している気がします。

そんな時代であるからこそ、「営業成績の良い自分」や「仕事の出来ない自分」という一面的な自分ではなく、丸ごとの自分を自分自身が認めていることと、同時に、丸ごとの「個」としての存在を認め合える仲間を見つけることが、いざという時にサポートになることは言うまでもありません。趣味や生きがいを見つけることは、それ自体を楽しむことがストレスをためない方法でもありますが、良い仲間を探すきっかけにもなるという側面があるのです。

働きながら休む?

1面、2面ではなく、深みがあり、立体感のある自分をつくるというお話をしましたが、6面体、8面体、12面体…と増えていくと最後には球体になってしまいます。そこまで行けば、働くとか休むという境目なく、転がりつづけていけるのかもしれません。

私が以前に通っていた治療院の先生からいわれたことを思い出します。「働きながら休めるようになるといいんだよ」という言葉でした。つまり「よけいな力を抜いて働くことが出来たら、いくらでも続けられる」ということなのです。それまでの私は、毎週5日間がんばって2日間の休みでそれを回復させるというパターンでした。だから、エネルギーの余剰がなく、休みの時に仕事以外のやりたいことが出来ない状態でした。しかし、仕事中でも疲れたらちょっと休息する…ということを心がけていくうちに、なんとなく「休みながら働く」ということが分かってきました。例えば、肩に力が入っている自分に気づくことも、最初は一日に数回でしたが、徐々に頻繁に気づくようになり、それが習慣化すれば常に、肩の力が抜けた状態を保てるようになるわけです。不必要な力を抜いて普段の生活が出来れば、疲労感は全く違ってくるものです。無駄なエネルギーを消耗していないから、よりクリエイティブな方向へとエネルギーを向けられるというメリットも発生してきます。私自身は今もその修行（…といっても特別なものではなく、日常生活ですることですが）は続行中ですが、以前よりも仕事を続けても疲れることは少なくなりました。

完璧な人間はなかなかいませんし、だからこそ人間なのだと思います。生きることはストレスを受け続けることでもあります。そして、誰もがいくつかのストレスや緊張を抱えたままで生きているものです。消化できるものもあれば、消化しきれず体に緊張が残る場合もあります。もし、波乗りをするようにバランス感覚と柔軟性でストレスや緊張をうまくかわしていくことが出来たら、人間は恐るべきポテンシャルを発揮できるのではないかと期待しています。

3 ホリスティックヘルスとは？

「健康」とは？

「健康」という言葉を私たちは普通に使っていますが、皆さんはこの意味をどのように捉えているでしょうか？ ＷＨＯ（世界保険機構）では健康を以下のように定義づけています。

「健康とは、身体的、精神的および社会的に完全に良好な状態であって、単に疾病がないとか虚弱でないというだけではない」

調子が悪くて病院に行ったとしても、数値でハッキリとした結果がでなければ、診断名もつけられずに特に問題なしということになります。病名がつかなければホッとするのが普通の感覚ではないかと思います。しかし、この定義では「病気でないから健康」といって満足するのではなく、心の状態の健康、人間関係の充足感などをより積極的に求めることを示しています。

インドの伝統医学にみる健康の考え方

ここで、インドの伝統医学アーユルヴェーダの健康観を紹介します。西洋医学的な考え方だと健康か？ 病気か？ のどちらかの状態に分けられてしまいますが、アーユルヴェーダの場合は健康の状態を7段階に分けています。本来、健康な人が急に病気になるわけではなく、じわじわと蓄積されたものが外に現れてくるものと考えれば、健康から病気までは連続した状態であり、7段階どころではなく、もっとたくさんの段階があってもおかしくありません。アーユルヴェーダでは健康をこのように捉えているので、少しでも身体に疲れが蓄積されれば、それに対する対処の方法、すなわち、健康増進、疾病予防の様々な方法が伝えられています。例えば、身体のだるさや疲労は毒素が蓄積された状態とし、毒素を排泄し浄化するような食事や生活の指導がなされます。また、健康を保つためには心の状態なども非常に重視されています。また、アーユルヴェーダは体系化されたインドの伝統医学なのですが、単純に病気を治すための方法ではなく、「生命を知る方法、生命を楽しむ方法」です。その目的には「有益で幸せな長い人生を得る」「健康な人の健康を守る」「病気の人の病気を治す」ということがいわれています。つまり「治療」だけではなく「クオリティ・オブ・ライフ（生活の質）の向上」や「予防」の考え方が含まれた医学体系なのです。

アーユルヴェーダに限らず、中国医学など、伝統医学と呼ばれているものは、生きている人間を扱ったものです。一方で、西洋医学はいわば死体を解剖してからだの仕組みやメカニズムを解明してきたものです。生きている人間を扱うものであれば、医学や化学だけではなく哲学的、心理学的な要素も必要になってくるのは当然です。また、気、経絡（中国）やプラーナ、チャクラ（インド）といった目に見えないエネルギーの概念が入ってくるのも、生きている人間を扱っているからこそ生まれてきたものであると思います。伝統医学は医学の領域に留まらず、「どう生

アーユルヴェーダの健康観

健康	蓄積	増悪	播種	極在化	発症	慢性化

←健康増進　　病気の悪化→

きるべきか」という哲学的な要素も含まれたものとなっています。健康観を考える上で数千年続く伝統医学には学ぶところがたくさんあるのです。

伝統医学の体系の中には、病気の治療方法だけではなく「より良く生きる方法」が事細かに示されています。つまり、心のあり方から食事についても、一日の過ごし方など具体的な方法が示されています。それぞれの伝統医学の背景には、その国の風土や宗教・哲学がバックグラウンドとなって、「どう生きるべきか」にしたがって健康を保つ方法や病気を治す方法が示されています。日本にも、日本人の精神性が生きた養生法があったに違いありませんが、いつからか、西洋医学一色になってしまいました。

今、日本では健康ブームや癒しブームとなっています。「これを食べればガンにならない」とか「治る」など、次から次へと新しいものが登場しては消えていき、情報や雰囲気に振り回されているような気がします。しかし、「健康」は「健康」のためにあるのではありません。「自分はどう生きていくか」という指針があって、それにしたがって自分に必要なものや方法を選んでいくのが自立した大人ではないでしょうか。

自分と社会、自然、宇宙の繋がり

Holistic（ホリスティック）という言葉は、「包括的な」「全人的な」「全体的な」という意味を表す英語です。ギリシャ語の「全体」を意味するHolosが語源となっています。同じHolosを語源にする英語はwhole「全体」、health「健康」、heal「癒す」などがあります。ホリスティック医学、ホリスティックヘルスといった場合は、医学や健康を考える場合に人間を部分で見るのではなく身体、心、環境などすべてを含めた視点をあらわします。

「ホリスティック医学」という考え方は一九六〇年代にアメリカで起こったもので、一九八七年には日本でも日本ホリスティック医学協会が設立されました。

これは、近代西洋医学が人間の部分だけを見ることに偏りすぎ、人間全体を捉えることを忘れてしまったことへの批判から生まれたものです。日本ホリスティック医学協会ではホリスティックな健康観を次のように定義づけています。

「人間を体、心、気、霊性等の有機的統合体ととらえ、社会、自然、宇宙との調和にもとづく包括的、全体的な健康観」

自分自身は目に見える「身体」だけの存在ではないことは皆さんも実感しているところだと思います。何かを考えたり感じたり、感情が湧いてきたり、「気」のように見えないけれども人から伝わってくる熱やエネルギーや存在感などを感じた

日本ホリスティック医学協会による
「ホリスティック医学」の定義

1．ホリスティック（全的）な健康観に立脚する
人間を「体・心・気・霊性」等の有機的総合体ととらえ、社会・自然・宇宙との調和にもとづく包括的、全体的な健康観に立脚する。

2．自然治癒力を癒しの原点におく
生命が本来、自らのものとしてもっている「自然治癒力」を癒しの原点におき、この自然治癒力を高め、増強することを治療の基本とする。

3．患者が自ら癒し、治療者は援助する
病気を癒す中心は患者であり、治療者はあくまでも援助者である。治療よりも養生、他者療法よりも自己医療が基本であり、ライフスタイルを改善して患者自身が「自ら癒す」姿勢が治療の基本となる。

4．様々な治療法を選択・統合し、最も適切な治療を行う
西洋医学の利点を生かしながら中国医学やインド医学など各国の伝統医学、心理療法、自然療法、栄養療法、手技療法、運動療法、などの各種代替療法を総合的、体系的に選択・統合し、最も適切な治療を行う。

5．病の深い意味に気づき自己実現をめざす
病気や障害、老い、死といったものを単に否定的にとらえるのでなく、むしろその深い意味に気づき、生と死のプロセスの中で、より深い充足感のある自己実現をめざしていく。

ことはあるのではないでしょうか。それから、自分自身は現在だけに生きているわけではなく、過去の体験や未来への思いなども現在の自分と一緒に存在しています。

また、社会や自然といった環境も、自分自身と切り離すことはできません。誰しも生きている限りは何らかの人間関係を持っています。それは自分自身の行動や感情に影響を与えます。「何に関するストレスが多いか?」というアンケートにも人間関係はいつも上位を占めています。病気や健康を考える上で、その人がどんな人間関係の中で生きているかはとても重要なことです。

また、人工的な建物の中で生きていると、自然の上に私たちは乗って生活をしていることも忘れがちです。自然環境は自分達が生きる基盤となっている場所であるにもかかわらず、人工的な環境に守られているので、自然破壊が進んでいてもなかなか実感として受けとめることが難しくなっています。人間は自分が安全に快適に過ごすことができるようなシステムや空間を作ってきました。しかし、それが自然との調和を乱し始め、ひずみが生じてきた時に、フィードバックはそこに生きる者たちに戻ってくるのではないでしょうか。人間は衣食住のほとんどを動植物に頼っています。なにより、身体をつくる食べ物はかなりの部分を植物に頼っています。また、大気汚染なども呼吸をして生きている私達には直接影響を及ぼすものです。他にも気づかないうちにさまざまな地球の自然環境からの影響を受けながら私達は生活しているのです。

地球の自然環境と自分の繋がりよりも、さらに視野を広げた宇宙との繋がりは、なかなかふだん実感できるものではありません。しかし、太陽や月などの天体の影響はまだ分かり易いところだと思います。太陽と地球の微妙な距離感によって生物が誕生したのは言うまでもありませんし、農作物の生育にも大きな影響力を持っています。一方、月は地球上の水とかかわりがあると言われています。実際に海の満潮干潮は月の重力に影響されているものです。満月の日には出血が多くなったり、出産が多くなるとも言われています。女性の性周期や皮膚の周期は、月の公転周期と同じ28日周期であり、何か関りがあるのではないかといわれています。

占星学の発生の地とも言われている古代エジプトでは、天体を観察して農耕の計画や政《まつりごと》を決めていました。占星学についてはその信憑性が長年議論されつづけていますが、現代でも人々が星占いにひかれてしまうのは、何か理由があるのかもしれません。また、ヒポクラテスやパラケルススといった古代~中世の医師は患者を診る時に占星学を利用していたとも言われています。

私達は部屋の中でじっとしている間にも、地球の自転や公転の動きにのって1秒間の間に実はかなりの宇宙空間を移動していることになります。普段の生活では全く気づかないことですが、ちょっと前の自分がいた位置と今いる位置は、見かけは同じですが実は全く違うことになります。自分が生きている場所は単純にいつも目に見えている場所だけではないのです。時には森へ行ったり、夜空の星を見て思いをはせることで、自分がどこに生きているのかを思い出す必要があるのではないでしょうか。

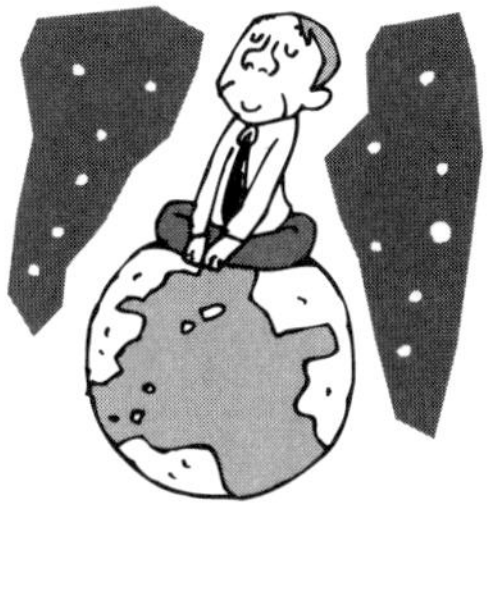

身体は自分の生き方の現われ?

風邪かな? と思ったら病院へ行き診察を受け、「風邪ですね」と言われて薬を処方してもらえば、なんとなく安心します。でも、風邪をひいた原因には、睡眠不足、栄養不足、ストレス、免疫力低下など、普段の生活とその結果の心身状態が関っています。直接の原因はウィルスや菌だったとしても、間接的に発病する状態をつくった要因を自分自身の中に認識することも予防を心がけるには大切なことです。

医師や治療家、セラピストといった職業の場合、程度の差はあれ不調を訴える人を目の前にするわけですが、クライアントは「普段の生活の結果」をもってやってくるといっても過言ではないでしょう。例えば、アロマセラピストのもとを訪れる人は肩こりや疲労、ストレスなどを訴える人が多く見られます。身体の緊張状態を緩和していくことで、不快な症状を軽減するわけですが、呼吸のペースや身体の緊張のある場所を観察して行くと、日常の身体の使い方、動き方のパターンが身体の緊張に現れています。そして、そのパターンは自分にとっては無意識に行っている当たり前のことなので、本人は気づいていないということが多く見られます。

人間が生きる場面には、「食事、運動、入浴、睡眠などの生活習慣」、「姿勢や歩き方、呼吸などの身体の使い方」、「心理的な要素、心の持ち方」、「人間関係」など様々な要素が含まれます。心臓疾患や脳血管障害、糖尿病など生活習慣病においても、体質的な要因も関与しますが、日頃、自分がどのような生活習慣を送ってきたかの現われなのです。毎日の生活習慣、歩き方、心の持ち方などはすべて、自分が「どう生きたいか」という無意識の意志が表現されているものといってもよいでしょう。

健康観を問いなおす

人間は皮膚で外界としきられていて「ここまでは自分だ」という境界を持っているかのように見えます。しかし、本当にそうでしょうか？　身体の細胞は常に入れ替わっています。皮膚は28日、胃粘膜は5日、筋肉は3ヶ月、硬くて変化しなさそうなイメージの骨でも半年が寿命です。人体の98％は1年で入れ替わっているといわれています。ここにいる自分の細胞は1年前とは違うものなわけです。身体だけではなく、心も変化を続けています。あまり、コロコロ変わりすぎても信用を得られなくなりますが、ある程度、心も身体も柔軟で流動的なものであるというイメージをもってみてはいかがでしょう。

そして現実は、変化しつづける個人同士がネットワークされ、そして環境とも繋がっているのが現実です。社会の変化、季節の変化、地球の変化などなど。「変化しつづけるもの同士が影響し合い変化を続ける」、そう考えて一人一人が行動できれば、解決されない問題はないようにも思えます。遠くで起こっている環境破壊や社会問題も関係ないことではなく、自分の思いや行いが反映されているものなのです。

もし、自分の身体や心が不調だなと思ったら何をすれば良いのでしょう。ホリスティックな観点からは、自分自身に対する何らかのメッセージと捉えることになります。生活習慣を改善すべきなのかもしれないし、価値観を変えないといけないのかもしれません。自分自身の不調をケアしたり、病気を治療すると同時に、それが示しているメッセージ探しをする必要があるでしょう。どこにひずみがあるのか、どのように調和をとり戻せばよいのかという答えが、どこかにあるはずです。それを行う上で、西洋医学以外にもアロマテラピーや様々な代替療法が役に立ってくれることでしょう。

健康なうちは自分の身体や心を省みず、調子が悪くなると医者や薬だけを頼る。わたし達の健康観はあまりにも、偏りすぎているのではないでしょうか？　以前に訪れた、インドネシアのバリ島の人々は、保険制度がなく西洋医学にかかるのが高額なこともあり、病院には滅多に行かないといっていました。その代わり、健やかに過ごせるために毎朝、神に祈り、薬草を利用し、自然と調和した生活を送る努力をしています。近代化の波が押し寄せる今でも大切なものは守っていこうという姿勢が感じられました。彼らにしてみれば、健康を考えるのに、心や身体を一体と考えたり、神々や自然、そして家族を大切にするということは当たり前のことなのです。自然にホリスティックな健康観をもっているといえるでしょう。

現代社会に生きるわたし達も自分の健康をホリスティックな視点から捉えなおし、利便性や合理性、効率主義に偏った今の価値観で良いのかどうかを問いなおしてみる時に来ているのではないでしょうか。

病気の早期発見から「健康づくり」へ

一九五〇年代頃から、成人病が食生活、休養、喫煙などの生活習慣と関っていることが明らかになり「生活習慣病」と呼ばれるようになりました。成人病と呼ばれていた時期は早期発見に重点が置かれていたのですが、生活習慣改善を推進し、予防意識を高めるために使われ始めた概念です。最近の国の健康づくり対策は、冒頭でもお話ししたように、「栄養、運動、休養」を3本柱として生活習慣の改善をめざしています。地域社会や学校、職場など、場面ごとに健康に関する相談を受けたり、健康診断をおこなう機会を設けています。

職域での健康管理については労働基準法や労働安全衛生法にもとづいて、働く人々が安心して仕事に従事できる職場環境づくりが進められています。一九八〇年代からはTHP（トータル・ヘルス・プロモーション）という名称で、病気の早期発見という意識を一歩進めた、積極的な「健康づくり」が推進されています。

セルフケアの重要性

行政や会社から、健康づくりに対する環境が整えられたとしても、一番重要なのは自分で自分をケアして行くという意識です。先にも見てきたように、「健康」とひとことで言っても、何を健康と思い、どのように過ごしたいかは個々に違うものですし、我慢して人と同じ価値観を持ったり、同じ人生を送ろうとする必要はないわけです。また、本書がテーマとしているストレスに関しては、ストレス反応自体が全人的な反応であって、同じ状況にあっても個々の反応が違うものです。それは、体調、体質、性格、価値観、サポートの有無などによってストレスに対する感受性、適応力が違ってくるからです。まさに、身体、心、それに影響している価値観、人間関係、環境などすべてを含んだホリスティックな一人の人間が、ストレス刺激を受けたときの反応なのです。

自分が何を欲しているかは自分が一番知っているはずです。生き方を自分で決め、そのための健康管理を責任を持って行うことが出来るのが真の意味での自立ではないでしょうか。自分の身体も心も省みず、病気になってしまってから医者を頼るだけでは自分に責任を持つことにはなりません。

アロママッサージを受けに来る人達は、比較的、自分の健康についての意識が高いと言えます。自分の健康管理のために何か出来ることがないかと考えて、アロママッサージを選ぶようです。特に心療内科に心身症などで訪れる人達は、病気を克服するために、切実に自分で出来るケアの方法を探しています。薬などで治療を行うと同時に、アロマやハーブなど自然のものを利用した日常のケアが出来るようになりたいと考えている人も増えています。ホリスティック医学の考え方の中には、「病気を自分へのメッセージと捉え、自己成長につなげる」というものがあります。このことについては、簡単に語れるものではありませんが、一つの考え方として実践してみる価値のあるものです。できるなら、病気になる前のちょっとした変化や不調を自分へのメッセージとして捉えられる様になりたいものですし、それがセルフケアの真髄といえるでしょう。

サポーターを持つ

セルフケアといっても何から何まで自分でやることではありません。自分のストレス状態、心や身体の状態に気づくことが一番重要です。「気づき」があるからこそ「早めに睡眠をとる」「食事の内容に気をつける」「ストレッチをする」など自分で対処法を考えることができるのです。

また、あまりに疲れてしまったり、ストレスが溜まってしまった場合は、専門家の助けを借りたくなるときもあるでしょう。鍼灸、指圧、アロママッサージ、リフレクソロジー、カウンセリングなどヘルスケアの専門家のところを訪れる時も、クライアント自身の「気づき」やセルフケア意識がしっかりしていると、専門家の側も的確なアドバイスがしやすいものです。

ところで、自分は困った時に支えてくれる人や物（サポーター）などをどれくらい持っているかチェックしてみましょう。それがストレスを対処するための自分のリソースにもなるのです。サポーターといっても、健康に関する専門家ばかりでなくても良いのです。困った時やつらい時に自分を支えてくれる人や場所や物、すべて含めて考えてみましょう。親、友達など身の回りの人もいるでしょう。セラピストやカウンセラー、医者など専門家もいるかもしれません。また、温泉や公園、森、音楽、映画、ペット、好きな食べ物などなど、考えはじめたら結構たくさんあるのではないでしょうか。

あらためて書きとめてみると、頭の中にあるだけとは違って、自分に対しての認識も深まります。あまり思い浮かばなかった人は、少しづつ増やす努力をしてみましょう。ストレスで落ちこんだり、イライラしたときにふと思い出して利用してみると良い気分転換やリラックスになることでしょう。このリストを是非、自分の「セルフケアの薬箱」に加えておいて下さい。

ホリスティックな視点を日常に

これからは、自分の健康をチェックするときには是非、自分をとりまく様々なものに意識を向けてみてください。身体はもちろんのこと、毎日の食事や入浴、睡眠、人間関係、住環境、そして自分の考え方や感情など。今の自分は、ホリスティックに健康でしょうか？

完璧を目指す必要はありませんが、ホリスティックヘルスの考え方は皆さんの健康を保つ上で役立ってくれることと思います。

セルフケアの薬箱

ストレス解消になる事、安らぎや癒しの場所や人など、いざというとき自分を支えてくれる物事を書き出してみましょう。

人
場所
もの・こと
専門家 かかりつけ医 からだ こころ その他

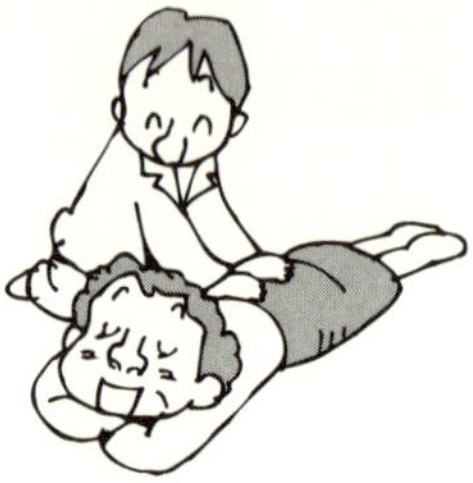

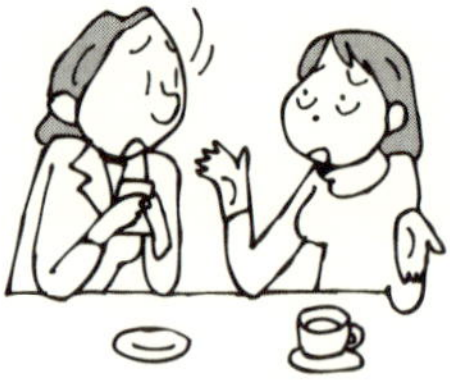

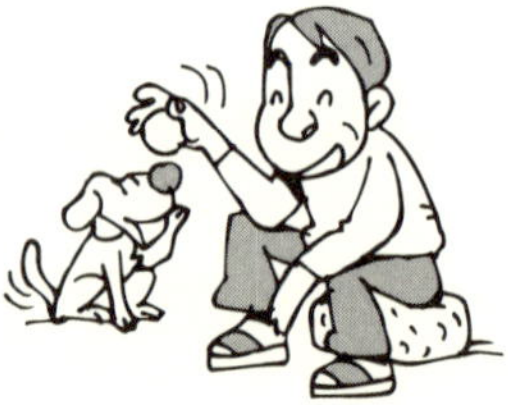

4 アロマテラピーと代替療法の基礎知識

アロマテラピーの日本での広がり

「アロマテラピー」という言葉を日本で耳にするようになってきたのは一九九〇年代からだと思います。わたしも一九九三年にアロマテラピーの講座にはじめて通ったのを思い出します。それから、雑誌などのメディアで紹介されはじめ、現在では多くの人が「アロマテラピー」という言葉を知っている時代となりました。

わたしは、アロマセラピストとしてアロマテラピーに携わる仕事をはじめました。サロンに勤務していたので、情報に敏感なOLさん達が、新しいリラクセーション方法としてアロママッサージを受けに来ていました。当初はエステティック目的の方も多く、「お肌の調子を良くしたい」「痩せたい」といった相談をされることもありました。物珍しさと新しいものへの期待感で、即効性を期待する人から、ゆったりしたリラクセーションの時間を期待する人まで、今よりもアロマテラピーに対する期待は様々だったように思います。アロマテラピーを美容に応用する場合、すぐに美容効果の出ることをするわけではなく、ストレスのケアをし、心身のバランスや健康を保つことが結果として美しさを導くことになることを説明していました。しかし、数年間経つうちにアロマテラピーはリラクセーション効果のあるものとして認知度が高まり、仕事や人間関係で疲れた人、肩がバリバリに凝っている人、妊婦さん、心療内科に通う人など様々なストレスを抱えた人が訪れるようになってきました。

アロマテラピーサロンの中だけではなく、様々なところにアロマテラピーを必要としている人がいるのではないかと感じ、サロン外での活動をはじめたところ本当に多くの領域の方々がアロマテラピーに興味を持ち、実践をしたいと望んでいることが分かりました。サロン外での活動を始めた年の1年間に関ったものとしては、ホテル、フィットネスクラブ、イベント、病院（心療内科、精神科、総合病院など）などがありました。その他にも産婦人科、老人介護の現場、スポーツ選手のケアなどかなり幅広い領域で実践がなされていま

す。そして、今でもアロマテラピーを取り入れたいという要望は絶えることはありません。

アロマテラピー活用の現場

実際にどの様にアロマテラピーが実践されているかを紹介したいと思います。

都市部、またはリゾート地のホテルでは、宿泊にアロママッサージがセットされたプランを提供しているところはかなり増えてきました。アロマテラピーという新しくオシャレでゆったりできるというイメージが高級ホテルやリゾートホテルのサービスとして取り入れられる理由ではないかと思います。また、フィットネスクラブでもスポーツマッサージと並び、アロママッサージを導入するところが出てきています。また、プログラムの中にも、香りをつかってストレッチをしたり、瞑想をするという形でアロマテラピーを取り入れて

いるところもあるようです。これらは、顧客サービスとしてアロマテラピーをとりいれているものです。

スポーツの領域では、サッカーやラグビー、陸上などの選手の間でもメンタルケアや筋肉疲労回復のためより実用的に使用されています。試合前日に緊張をほぐすためにリラックスできるラベンダーなどの香りを部屋に焚いたり、試合の直前のロッカールームでは集中力を高めるローズマリーなどの香りを漂わせるなどの使い方をしているようです。それから国内ではありませんが、二〇〇〇年にオーストラリアで開催されたシドニーオリンピックでは、選手村にアロマトリートメントの施設が常設されボランティアのアロマセラピストが希望する選手達にトリートメントを行い、日本からもボランティアのアロマセラピストが派遣されました。スポーツの分野では、まだまだ応用範囲が広がりそうです。

ワーカーズが多い都市部の心療内科

病院でもアロマテラピーを導入しているところが増えています。ドイツ、フランス、イギリスなどでは、植物療法が伝統的に根付いているので医療現場にもそれぞれの取り入れられ方をしています。日本には世界各国のアロマテラピーに関する情報が集まってきますので、病院でも様々な使われ方をしているようです。医師や看護婦がアロマテラピーを施す場合と専門のアロマセラピストがトリートメントを受け持つ場合があります。わたしが関っている心療内科クリニックと精神病院の例を紹介します。

わたしが関っている心療内科はホリスティック医学の理念の元で診察・治療をしており、外来の患者さんのリラクセーション法として各種療法が選べるようになっています。オフィスの多い都市部のクリニックなので、オフィスワーカーの姿が多く見られます。心療内科の場合、ストレスや心の問題が不調の原因となっているので、治療方法も人それぞれです。医師の診察を受けたあとに、患者さんが希望をすれば自分にあった療法を受けることが出来ます。自分の状態に適したものや相性の良いものを選べる様に、鍼灸、整体、オステオパシー、アロママッサージ、リフレクソロジーなどの身体に働きかけるワークがあり、他にもカウンセリング、フラワーエッセンス、オーラソーマ、食事療法など様々な療法から選ぶことができます。

精神病院では入院患者さんが対象となります。わたしが伺っている病棟は比較的安定した状態の患者さんが多く、日常生活への復帰をめざして療養しています。そこでのアロマテラピーは、日常でのアロマテラピーの使用方法を知ってもらうためのレクチャーや実習を行っています。入院患者さんにとっては病院が今の生活の場になるので、そこで気軽に使える方法や、退院してからセルフケアが出来る方法をみんなで楽しく学べる形をとっています。

QOLを高めるアロマテラピー

アロマテラピーの良いところは、西洋医学的治療を受けている人でも正しい使い方をすれば併用も可能であり、治療が終了した後でも、日常のセルフケアとして自分で実践出来るところです。

今まで紹介したほかにも、産科では産後のお母さんたちにアロママッサージを行ってリラクセーションや体調の回復に役立っていたり、緩和ケアの現場では末期がんの患者さんの痛みや心のケアにも利用されています。

ここまで紹介したものは、専門のアロマセラピストが関っている現場の紹介でしたが、一般の人がセルフケアで使用したり、家族のために役立てるということも以前よりは耳にするようになりました。私自身の個人的なアロマの体験で一番心に残っていることは、父がガンで闘病生活を送った時のことです。アロマセラピストとしてのトレーニングを受けた直後だったので、身体や心についての意識が高まっておりいろいろと考えさせられる出来事でもありました。少しでも何かしたいという気持ちから病室のエアフレッシュナーを使ったり、眠れない時にはネロリやラベンダーなどを嗅いでもらう様にエッセンシャルオイルを枕元においていったりしました。最初は恥ずかしがっていた父も、足のマッサージなどを希望するようになり、時には顔をアロママッサージすることもありました。マッサージや香りの刺激により食欲が出てきたり、リラックスできていたようでした。しかし、アロマの効果どうこうというよりは、アロマを通してできた父のとコミュニケーションがあったと思います。それから、アロマの良い香りが周囲でずっと看病しつづけていた母や協力してくれた親族の人々の癒しにもなっていたようでした。

また、障害児とその家族にアロマテラピーを行っているセラピストの方からも、アロマが持っているコミュニケーション促進の力を感じるお話を伺ったことがあります。子供たちやお母さん、家族皆で香りを入れたお湯でフットバスすることが家族同士のコミュニケーションにもなり、障害児を抱えることで時には暗くなってしまう心を癒すことにも役立っているとのことでした。素人が安易に病気の人や特殊な状態の人にアロマテラピーを行うことは、注意すべき点もいくつかありますが、使用方法をきちんと守れば、生きている時間を豊かにする癒し効果があることを実感した体験とお話でした。これからも障害児やお年寄り、病気の方への介護現場で、QOL(クオリティ・オブ・ライフ/生活の質)の向上のために応用されることが出てくるのではないでしょうか。

代替療法とは?

現代社会では、ストレス関連の疾患や生活習慣病が増えつづけています。これらの病気は薬や手術だけで対処することは出来ません。ストレスを対処したり、心のケアをしたり、生活習慣を整えて行くことが病気の予防や治療に繋がるわけです。予防や治療をサポートするためには、西洋医学だけではなく、様々な方法が必要になってくるのは自明のことです。最近では、健康食品やマッサージの方法も色々な種類が紹介されることも多くなり、西洋医学以外の健康法や養生法に注目が集まっています。この、西洋医学以外の方法を総称して「代替療法」と呼んでいます。しかし、マスコミなどで「これが体に良い」と紹介されると、そこに殺到し、効かなかったから期待はずれだといって忘れ去られる。そんなことの繰り返しでは自分にとって良いケアの方法を見つけることは出来ません。

誰にとっても効果を上げる万能な方法も薬もありません。それぞれの方法はそれぞれの役割を持っています。また、体質などで効果の現れ方に個人差があるのは自然なことです。ここでざっと世の中に出まわっている代替療法の種類を俯瞰《ふかん》しながら、アロマテラピーの位置付けを確認して行きたいと思います。

「代替療法」という概念は一九七〇年代に欧米で草の根的に生まれたものです。西洋医学だけではなく、多元的に選択肢を増やしたいという市民の意志がそうした動きを生み出しました。昔は感染症が一番恐い病気でしたが、西洋医学の進歩により予防薬や治療薬ができると、その病気への不安感は解消されて行きました。しかし、時代とともにライフスタイルが変化していくと、また新たに生活習慣病やストレス性疾患が目立つようになりました。それに対して西洋医学では不充分な部分がある一方で、東洋医学や民間療法は違った角度からのアプローチでいろいろな手段を示すことが出来ました。そのために、選択肢の自由化を求める声が高まって行ったのでしょう。西洋医学は急性の病気、事故などの治療には適していますが、慢性疾患の治療は不得意とされています。慢性疾患の場合、生活習慣や個々の体質、ストレス状態などが関っているので、西洋医学ではそこまで個別に対応することは難しいのです。

〈西洋医学〉

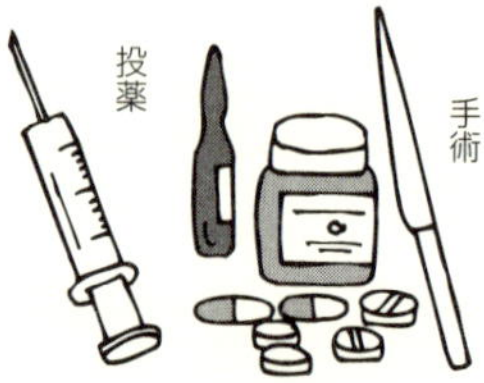

〈伝統医学〉

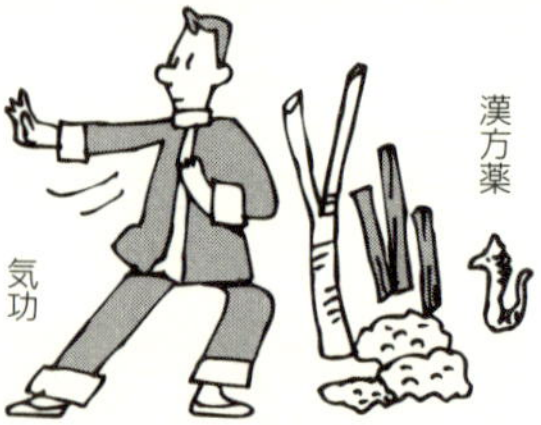

いろいろな代替療法

ここでは、西洋医学以外のものを代替療法と呼ぶことにしますが、西洋医学を補うという意味で「補完療法」という言葉が使用される場合や、「代替・補完療法」と使うこともあります。日本でも健康への意識が高まっているせいか、様々な療法についての情報が出まわり氾濫しています。自分でも何か健康法を行おうと思ったときに選ぶのが難しいぐらいたくさんの代替療法が存在しています。どんな代替療法がありどのような位置付けなのかをある程度整理して見てみたいと思います。代替療法に造詣が深い翻訳家の上野圭一氏は代替療法を1伝統医学、2対抗的な医学体系、3民間療法、4心身相関療法の4つに分類されていますので、それにもとづいて紹介します。西洋医学以外の医療・治療の体系は、生まれた国や年代も様々で、数千年の歴史があり大きな体系になっているものもあれば、時代のニーズで新しく生まれてきたものもあります。それぞれ人間のどこに働きかけるものかも違います。アロマテラピーは4心身相関療法のなかに分類されています。自分自身の健康を自分で守っていくためには、様々な療法の特徴をつかみ、信頼の出来るもの、自分にあったものを選ぶ目を持つことが大切です。

1 伝統医学とは

伝統医学とはインドや中国などで集大成されて行った数千年の歴史を持つ医学体系のことです。インド医学、中国医学、イスラム圏のユナニ医学の3つが世界の三大伝統医学と呼ばれています。他にも仏教とインド医学の影響を受けたチベット医学やインドネシアの伝承医学、呪術師が呪術や薬草などを利用して治療を行うシャーマニズムなどがあります。

いずれも、その地域の自然、宗教または哲学、文化を背景に成立してきたものです。独特の診断体系を持ち、薬草などを使った療法、マッサージなどの手技を使った療法、それから、気功やヨガなど身体を動かす方法などを含んだ大きな体系になっています。日本には、伝統医学の中で使われている方法の一部がバラバラに紹介されており、皆さんもご存知のものもたくさんあると思います。例えば、気功、鍼灸、漢方薬などは中国医学から、インドエステと銘打って一時期マスコミに紹介されたアーユルヴェーダ、健康法として知られているヨガなどはインド医学の一部が紹介されたものです。

消費を優先する社会では、提供する側もマスコミも目新しいものを探していますので、一部だけちょっと引用されて紹介されるというのはよくあることです。わたしもアーユルヴェーダの理論やマッサージを学びましたが、一般の人はアーユルヴェーダを「頭にごま油をたらす」とか「短時間でウエストが細くなるエステ」などと誤解したり、偏った理解をしている場合が非常に多く見られます。哲学から医学まですべてを含んだ伝統医学は本来は壮大な体系を持っているものですから、簡単に一部だけ取り入れるというのは、間違ったものを伝えることにもなるので、注意したいところでもあり、ユーザーとしてももっと賢くなりたいものです。

◉中国医学

中国医学は紀元3世紀頃に完成されたものと言われています。インド文化や仏教などの影響も受けながら中国で発展を続けた医学体系で、日本に伝えられたのは5世紀とも7世紀ともいわれています。「東洋医学」「漢方医学」と呼ばれることもあります。中国医学は自然哲学である「陰陽五行説」が中核となっています。宇宙には陰陽そして「木火土金水」が示す5種類のエネルギーが存在し、小宇宙である人間も同じ要素を持つと考えます。そして、このバランスを保つことにより、健

いろいろな代替療法

東洋医学	西洋医学
哲学的	科学的
総合的	分析的
全機的	局部的
内科的	外科的
対証的	対症的
経験的	理論的
衛生医学	予防医学
個人医学	社会医学
体質予防	細菌医学
人体経験	動物実験
液体病理学	細胞病理学
自覚症重視	他覚症重視
天然生薬	化学薬品

（山田光胤・代田文彦著『図説 東洋医学』学研刊より）

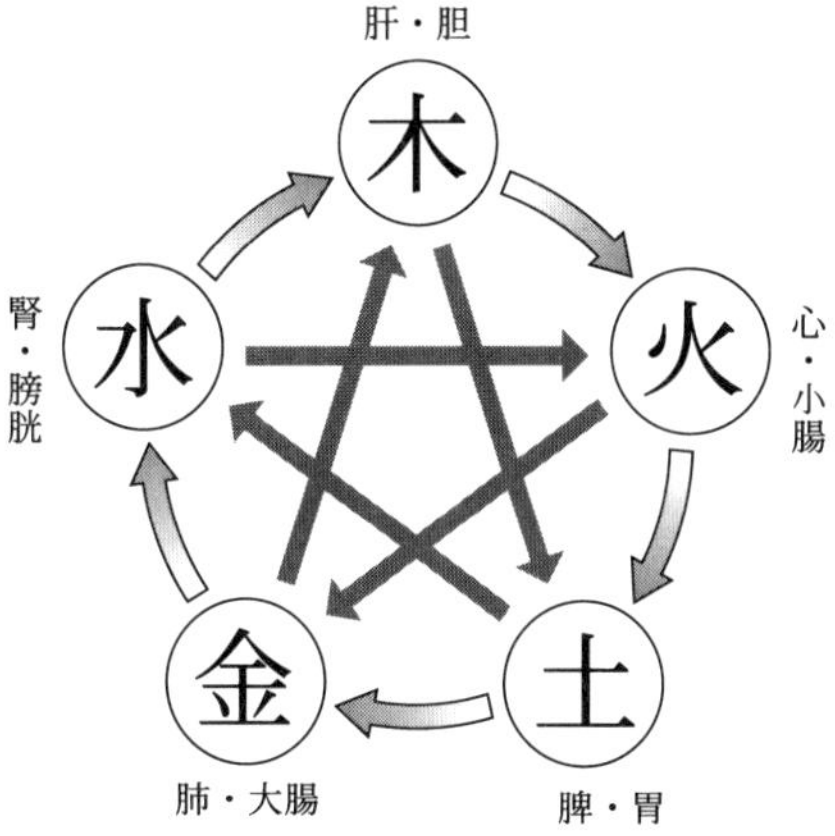

五行論

5つのエネルギーが相互に関連しあい、影響しあっている。⇨は相生関係で、働きを高めたり、促進する。➡は相克関係で抑制する。
それぞれが人体の機能と関わっている。

康が保たれるということです。2章で紹介したように、中国医学には「未病」という考え方があり、西洋医学的に病気でも、健康でもない状態を扱うことで、病気の発生を防ぐのです。治療の方法には、鍼灸やマッサージ、漢方薬、気功、食養生があり、「気・血」の流れや「陰陽」のバランスを重視します。日本では気功がカルチャースクールや教室などで開かれるので、健康管理のために気軽に実践することが出来ます。鍼灸療法は鍼灸師が日本の国家資格になっています。鍼灸治療の場合、○○病を治すという考え方ではなく、気血の流れを調整して自然治癒力を引き出すというものです。個々の体調を整えたり、体質改善を行うことで結果的に不調が治るというものですが、WHO（世界保険機構）では、数十種類の疾患を鍼灸療法の適応症として認定しているほど、世界的には効果を認められているものです。

また、漢方薬については西洋医学の医師、薬剤師でも漢方を学ぶ人は増えているので、専門家のもとをたずねましょう。個人的体験をひとつ紹介します。自分が病院にかかるのはほとんどないのですが、かかり付けの診療所の先生は漢方を処方し、食事指導をしてくれます。以前、インフルエンザで受診した時には熱が相当出ていたので、注射をしてもらえるかと思っていたのですが、言われたとおりに処方された漢方薬を飲み野菜スープを飲んで、ひと眠りしたらあっという間に熱が下がった経験があります。もちろん西洋薬のほうが良い場合もありますので、この体験が誰にでも当てはまるわけではありません。私自身は普段から、ちょっとした熱が出た時には、薬で止めることはしたくないと考えているので、風邪薬などを飲まずに生姜湯などで熱を出しきるようにしていました。ですから熱を押さえるのではなく、治癒力を促進してくれる漢方があっていたのでしょう。

◉インド医学

インド医学も紀元前からヴェーダ哲学を土台として発展してきたもので、ギリシャ医学や中国医学よりも起源は古いとされており、周辺のチベットやタイ、モンゴルの医学にも影響を与えているといわれています。

日本においてはヨガが気功同様、健康法として一般に広く知られています。ヨガはアクロバティックなポーズをする印象を持っている方も多いと思いますが、無理やりそのポーズをすることだけが目的なわけではありません。いろいろなポーズをすることで、ふだんでは意識されない筋肉が意識され、プラーナの流れを取り戻します。また、呼吸法や瞑想も心身のバランスをとるのにたいへん重要な要素で、自律神経系、内分泌系、免疫系の働きを整えることが科学的にも証明されています。

アーユルヴェーダはサンスクリット語で「生命の科学」という意味で、病理学、診断学、解剖生理学、治療学、予防学、薬理学、外科学などをもつ膨大な体系です。日本でもアーユルヴェーダの治療を実践している病院がいくつかあります。アーユルヴェーダの中核となる理論は「トリドーシャ理論」といって、中国医学と同様、エネルギーのバランスを見る方法です。アーユルヴェーダの専門医は脈診により診断するのですが、アンケート方式でチェックできる方法が記された本も手に入れることが出来ます。本書でも実践編に自分でバランスチェックができる表を掲載しました。アーユルヴェーダの体系の中には、健康増進のための具体的な一日の過ごし方が体質別に詳細に記されています。ですから、その知識を自分の生活習慣の改善に利用することが可能です。体質によって食事、運動、休養のとり方の方法などが示されています。個人を診ていく伝統医学の良いところは、同じ症状だからといって紋切り型ではなく、個人に合わせた方法が紹介されているところです。私自身はアロマテラピーの精油を選ぶ時に、アーユルヴェーダの体質論を利用することがあります。

医師以外がアーユルヴェーダを標榜している場合は、治療ではなくマッサージやハーブなどを応用した健康法を行っています。もし、何らかの疾患に対してアーユルヴェーダの治療を試みたいと思う方は、アーユルヴェーダ治療を行っている病院に相談することをお勧めします。

◉ユナニ医学、インドネシアの伝承医学、チベット医学

ユナニ医学の「ユナニ」はアラビア語でギリシャとかイオニア人という意味です。ギリシャのヒ

ポクラテス医学がペルシャなどイスラム文化圏に伝わり、エジプト医学やアーユルヴェーダの影響も受けているといわれています。ペルシャ人医師のラージーやアビケンナ（イブン・シーナ）により9～10世紀頃体系化されたと考えられています。現在ではインドやパキスタンで実践されています。

チベット医学やインドネシアの医学もアーユルヴェーダの影響を受け、その土地の文化と融合することで発展したものを持っています。独自の薬草による治療が中心で、今でも民間では利用されているようです。

これらは中国医学やインド医学に比べると、日本での実践を聞くことはほとんどありません。しかし、今後はそれぞれの価値が見直されて日本で実践する人が現れたり、商魂たくましい人達が物珍しさゆえ日本に持ちこむこともあるかもしれませんが、冷静に判断し、自分の必要なものを取り入れるようにして行きたいものです。

世界全体をみると西洋医学の普及率は20～30％で、ほとんどの地域では地元の伝統的医療が主流となっているようです。これらの伝統医学や民間に伝えられているものが一般の人々にとっては身近なものとなっているのでしょう。数年前にアロマテラピーの精油工場見学のためチュニジアにいった時に、現地の方に地元の健康管理の方法を聞いた事があります。チュニジアは土壌の豊かなところで、野菜やフルーツの味もとても濃厚で恵まれたところでした。なかでもオリーブ畑がたくさんあり、健康管理にはオリーブオイルが色々な形で使用されているとのことでした。オリーブオイル、オレンジの花やバラからとった芳香蒸留水、その他いろいろな植物を使用した方法がおばあちゃんや親から受け継がれている様でした。一般の人達は滅多に病院に行くことはないといっていました。彼は30代ぐらいでしたが、日本で同年代の人達に聞いたら、おばあちゃんから伝えられた知恵というようなものは聞こえてくることはないでしょう。

2 対抗的な医学体系

伝統医学や西洋医学以外の医学体系を指したもので、19世紀頃に登場した新しいものが多く見られます。ドイツ人医師が考案したホメオパシー、アメリカの医師が考案した骨調整療法のオステオパシー、ドイツの思想家であるルドルフ・シュタイナーが説いたシュタイナー医学（人智学医学）、アメリカ人の代替療法研究家であるダニエル・パーマが考案した脊椎矯正による治療法・カイロプラクティックの4つを代表的なものとして紹介します。

ホメオパシーは、ドイツ人医師であるザムエル・ハーネマンが考案したものです。西洋医学が症状とは反対の性質のもので症状を押さえるというアロパシー（逆症療法）の考え方であるのに対して、ホメオパシーは「同種療法」と呼ばれ、症状と同じ性質のもので治療するという考え方にもとづいた医学です。例えば、健康な人が飲んだら発熱するような薬を利用することで、熱の症状を緩和させるという方法です。そのような効果を発揮させるためには薬を超低濃度で使用する必要があります。全く分子が入っていないほどに希釈して振るという作業をして治療効果を高めます。濃度によっては、身体の症状だけでなく、精神面にも強力な働きをするものです。メカニズムはまだ解明されていませんが、日本でも一部の医師の間で実践する人が見られます。希釈度合いは「〜C」で表され、6C〜30Cぐらいのものでしたら、日常のケアに利用することが出来ます。200C以上のかなり希釈度合いが高いものは、西洋薬のように副作用が出る心配はありませんが、鋭い反応を示すことがあるので、専門家のアドバイスを受けることをお勧めします。

次にカイロプラクティックとオステオパシーですが、いずれも身体の柱となっている骨格に注目したアプローチをとる療法で、骨格の歪みを調整することで身体機能のバランスを回復させることを目的としています。カイロプラクティックは主に脊椎（背骨）に働きかけ、歪みによる神経の圧迫を取り除くものです。一方のオステオパシーは脊柱のみではなく、すべての骨と関節、筋肉も扱い、髄液やリンパの流れを調整することで自然治癒力を引き出そうとするものです。両者とも概念的にはほとんど同じで、オステオパシーのほうがソフトであるともいわれています。ギリシア語で「カイロ」は「手」、「プラクティック」は「なすもの」という意味で、カイロプラクティックは手技療法という訳になります。米国で生まれてから100年の歴史があり、100種ほどの治療体系が存在します。日本では「整体」と呼ばれることもあり、手技療法家は、カイロプラクティックやオステオパシーなど歪みを整える療法を組み合わせて行うことが多いようです。

シュタイナー医学は、ドイツの思想家、哲学者のルドルフ・シュタイナーが説いた、別名「人智学医学」といわれるものです。人智学とは人間は、「物質」「精神」そしてそれを結ぶ「魂（こころ）」の3つの世界に生きているとする世界観を提唱したものです。シュタイナーの名前は日本ではシュタイナー教育としてご存知の方もいると思います。シュタイナーは医学、教育のみならず、芸術や農法にまで言及しています。ドイツにはシュタイナー医学の専門病院がありますが、日本ではまだ実践には至っていないようです。

3 民間療法と 4 その他の心身相関療法

民間療法とは公的機関に属さずに民間で広く利用されているものが含まれています。食事療法や栄養補助食品、ハーブ療法、温泉療法、快医学など聞いたことがあるものや耳慣れないものもあることでしょう。なかでも最近は、栄養補助食品（サプリメント）は様々なものが紹介されていますが、品質をよく見極めて購入したいものです。

これから詳しく紹介するアロマテラピーは心身相関療法に分類されます。この分類に含まれるものは、心と身体を一体として捉えており、ストレスマネージメントやストレスケアに利用できるものが多く含まれています。心理療法、ボディワーク、手技療法、アロマテラピー、アートセラピー、エネルギー療法、アニマルセラピーなどが分類されています。

4つの分類にきれいに分かれるわけではなく、オーバーラップするものもあります。上野氏も完全な分類法ではないとおっしゃっていますが、ここでは数ある代替療法を見渡すひとつのガイドとして参考にしてください。

代替療法に関しては、玉石混交の状況ですので利用者側も判別する目を持つことが必要です。いざという時のために信頼できる情報源を持ちたいものです。日本でも様々な団体が発足していますが、一九九九年にはＣＡＭＵｎｅｔ（カムネット／代替療法利用者ネットワーク）が誕生し、利用者の立場から講座やＨＰによる情報提供などを行っています。

http://www.camunet.gr.jp

《心身相関療法》

1、 心理療法
カウンセリングなど言葉を通して心に働きかける療法
精神分析、行動療法、ゲシュタルト療法、エンカウンター、サイコドラマ、交流分析、コウカウンセリング、イメージ療法、催眠療法、自律訓練法、バイオフィードバックなど

2、 ボディワーク
身体へのタッチや動きから心に働きかける療法
アレクサンダーテクニーク、フェルデンクライスメソッド、エサレンボディワーク、トレガーアプローチ、ヘラーワーク、野口整体、操体法など

3、 手技療法
手技によりからだの特定の組織に働きかけバランスをとる療法
ロルフィング、クラニオセイクラル、リフレクソロジーなど
*按摩指圧マッサージやカイロプラクティック、オステオパシーなども含まれる

4、 アロマテラピー

5、 芸術療法
芸術的要素を利用し、観賞したり創作に参加することで心を元気にする療法
ダンスセラピー、アートセラピー、ミュージックセラピーなど

6、 エネルギー療法
気やプラーナといわれる目に見えないエネルギーに働きかける療法
フラワーレメディー、オーラソーマ、ポラリティワーク、レイキ、セラピューティックタッチ

7、 アニマルセラピー

アロマテラピーとは?

「アロマ」は「芳香、良い香り」、「セラピー」は「療法」という意味です。アロマテラピーとは、植物から抽出された100%天然の「精油(エッセンシャルオイル)」を利用して、心身のヘルスケアに役立てる療法です。広い意味では、お香や香水、また、コーヒーの香りなどもアロマテラピーの中で語られることもありますが、厳密に言えば「精油(エッセンシャルオイル)」というものを利用したのがアロマテラピーなのです。

人間は植物の様々な力に支えられて生きています。衣食住に至るまで植物が利用され、合成の医薬品が開発されるまでは、健康を損なった時に植物の力を利用していました。植物のみならず、鉱物や温泉など自然のものを健康増進や治療に利用してきました。自然のもの全般を利用する療法を「自然療法」と呼び、その中でも植物が利用されているものを「植物療法」と呼びます。アロマテラピーは自然療法、植物療法のひとつの形態といえます。

植物療法のいろいろ

わたし達の身の回りにもハーブ(薬草)はたくさんあります。例えば、道端でよく見かけるドクダミ、庭やベランダにあるアロエ、七草で使われるセリ、ナズナ、ホトケノザ、食卓に上ってくるニンニク、ショウガ、シソなどあらためて考えると、様々な薬草が身の回りにあることに気づきます。普段食べている野菜=薬草であるものも多く、テレビの健康番組でさまざまな野菜の効能を取り上げるのは当然のことといえます。また、香りが良くアロマテラピーに使えそうな植物としては、春の沈丁花や秋の金木犀があります。しかし、日本ではヨーロッパのように様々な形で植物を健康のために利用する療法としては発展していません。

ヨーロッパから伝わる植物を利用した療法には、様々なものがあります。代表的なものとして「ハーブ療法」「アロマテラピー」「フラワーレメディー」「ホメオパシー」があります。「ハーブ療法」は、ハーブを生のまま、またはドライにしたものを利用する方法です。一方で「アロマテラピー」はハーブの中にある「芳香物質」を利用したものです。「フラワーエッセンス」や「ホメオパシー」は植物の成分を利用するのではなく、エネルギーを利用したユニークな方法です。植物の様々な力を利用した療法がありますが、広く捉えれば、食事療法もその中にはいると考えられます。

◎ハーブ療法…植物そのものを利用する方法。生のものをすりつぶしてペーストにしたり、ドライのものをお茶として飲用したり、アルコールにつけて有効成分を抽出するなど、様々な方法で植物を利用する療法。

◎アロマテラピー…植物の「芳香物質」を特殊な方法で抽出した精油（エッセンシャルオイル）と呼ばれるものを利用した方法。マッサージ、吸入などの方法で利用される。

◎フラワーエッセンス…植物の波動を水に写し、そのエネルギーを利用して、怒り、悲しみなどの感情のバランスをとる療法。

◎ホメオパシー…同種療法と呼ばれ、同じ症状を引き起こす物質を摂取することで治療する方法。植物、鉱物などの成分を超低濃度に希釈し、振ることで治療効果を高める。

精油(エッセンシャルオイル)とは?

アロマテラピーが植物の中でも「芳香物質」を利用したものであることはお分かりいただけたと思います。そのアロマテラピーの要である精油についてもう少し詳しくご説明します。

精油は植物から特殊な方法で「芳香物質」を抽出したもので、通常は液体になっています。抽出方法にはいくつかの手段があり、代表的なものは「水蒸気蒸留法」と「圧搾法」と呼ばれるものです。「水蒸気蒸留法」は、原料となる植物を大きな釜に入れ、下から水蒸気を送りこむことで芳香物質を取り出す方法です。ほとんどの精油はこの方法で抽出されています。「圧搾法」は、柑橘類の果皮の精油などを採る時に行われる方法です。レモンやオレンジの精油は、果実の皮の部分に含

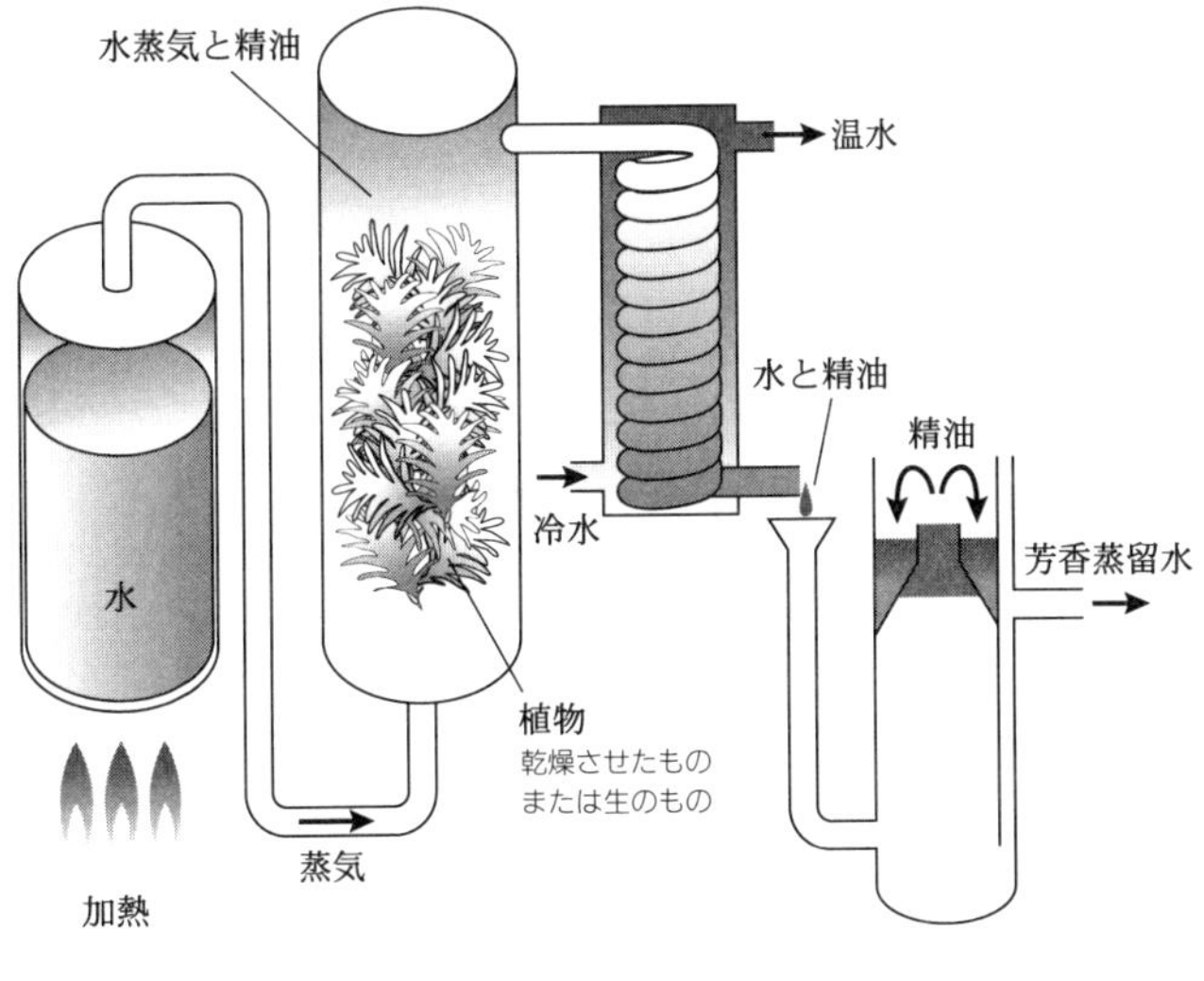

水蒸気蒸留法

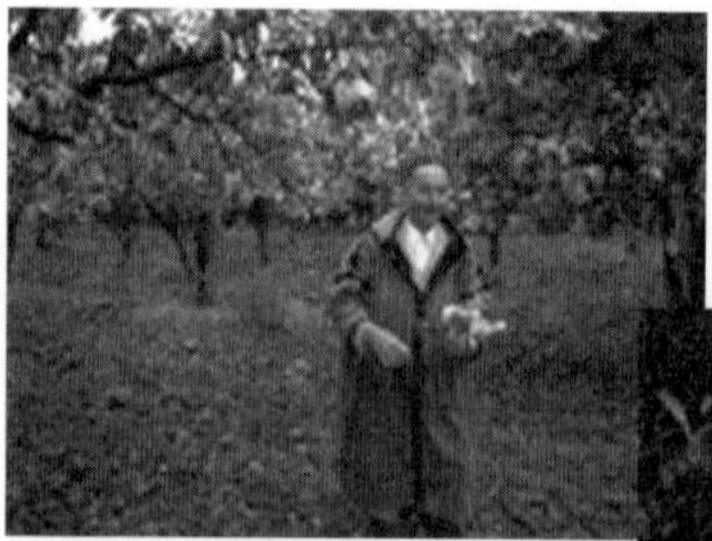

←オレンジ畑

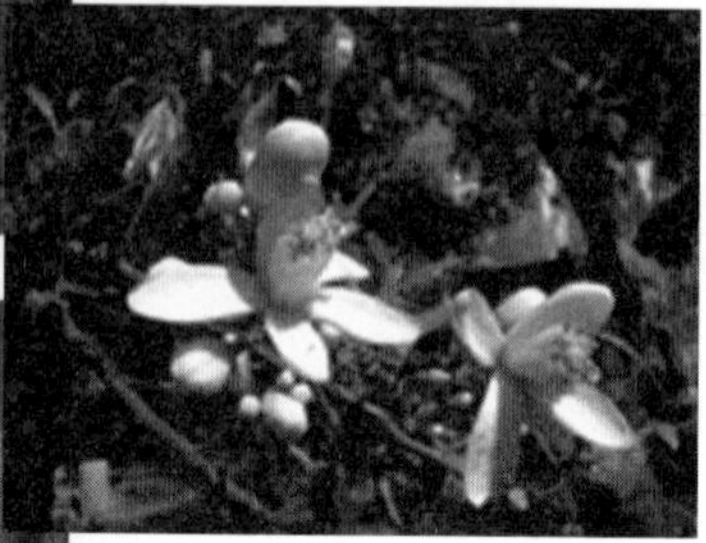

オレンジの花
↓

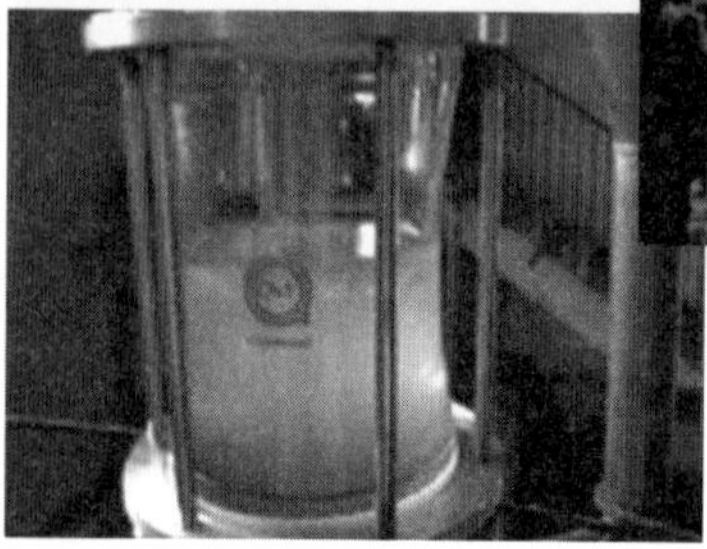

←上に浮いているものが「精油」
下の液体が「芳香蒸溜水」

まれていますので、それをつぶして芳香物質を取り出します。他にもいくつかの方法がありますが、この2つが主な方法です。

精油を抽出する部位は植物によって異なり、花、葉、茎、枝、木部、樹脂、根、果皮、果実、種子などが利用されます。ローズやカモミールは花、ラベンダーは花と葉、サンダルウッドは心材、レモンは果皮、ブラックペッパーは種子から抽出します。また、オレンジの木からは3種類の精油がとれ、花からは「ネロリ」、枝葉からは「プチグレン」、果皮からは「オレンジ」の精油が抽出されます。植物によって原料の植物の量に対して精油がとれる量（収油率）が違いますので、精油の価格も変わってきます。例えば、日本の相場では、ラベンダーの精油は10mlで3000円程度、バラの精油は2mlで10000円以上するものです。

精油は「水に溶けない」「常温で揮発する」と

《精油の抽出部位》

花　ローズ、ネロリ、カモミール、ジャスミン
葉（茎、枝）　ユーカリ、ティートリー、
ラベンダー、クラリセージ
木部　サンダルウッド、ローズウッド
樹脂　フランキンセンス、ミルラ、ベンゾイン
根　アンジェリカ、ベチバー
果皮　レモン、オレンジ、ベルガモット
果実　ジュニパーベリー

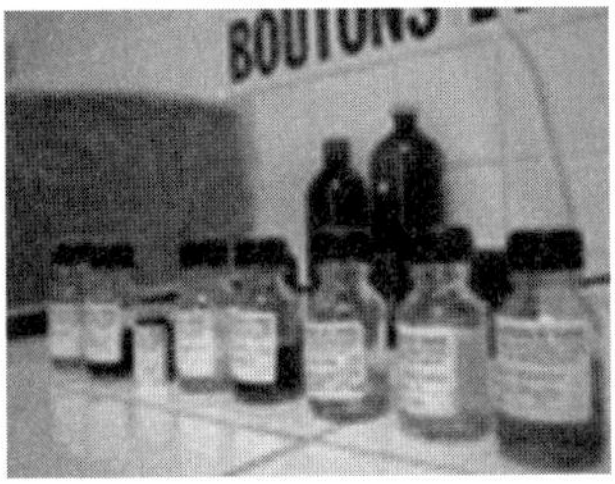

植物を特定するために精油はラテン語の学名を使う。

- ラベンダー（一般名）
- *Lavandula angustifolia*（学名）

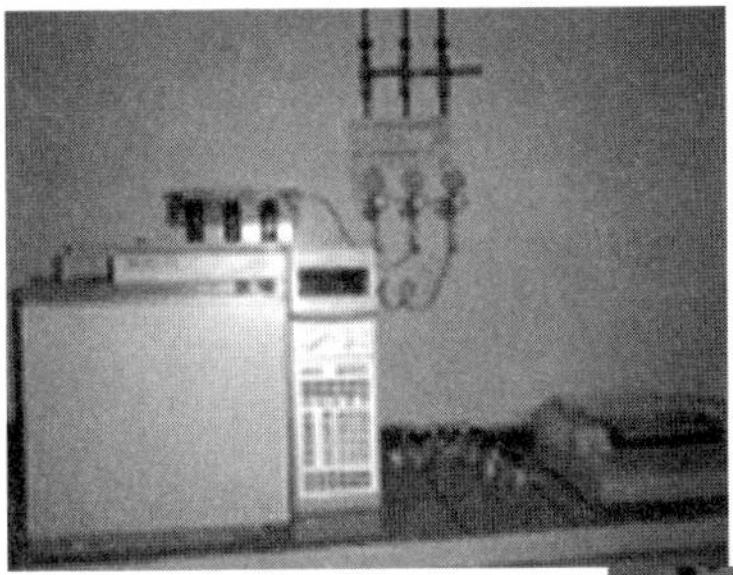

蒸留後は成分分析計で精油中の含有成分を確認する。これとは別に、「比重」や「屈折率」などの物理特性も確認し、品質をチェックする。

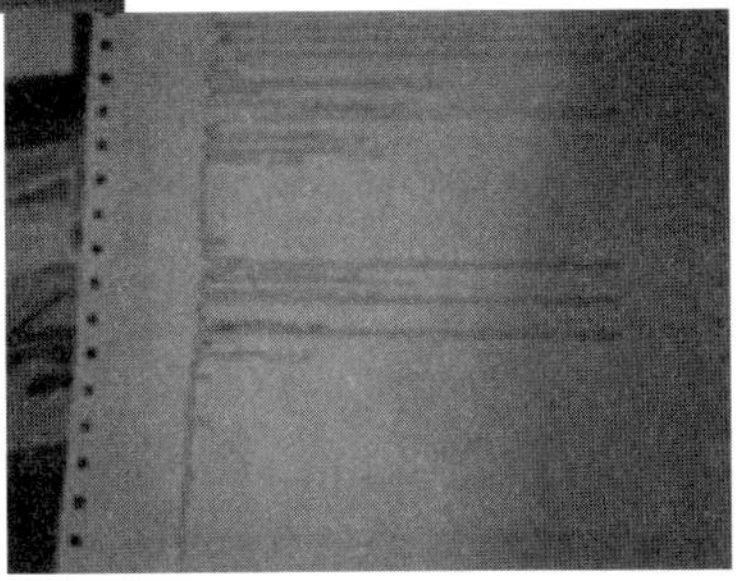

人工合成は不可能なほど、多種の有機化合物が精油中には含まれている。そして、その成分が精油の特性をある程度決定する。

いう特性を持っています。「油」といっても通常イメージする料理で用いる油とは異なります。ラベンダーの精油といった場合、「酢酸リナリル」「リナロール」「ラバンデュロール」といった数百種類の有機化合物の集合体です。化合物はそれぞれ特有の「香り」と「治療特性」を持っています。それらが融合し、相乗作用なども加わりひとつの精油は非常に複雑な「香り」と「働き」を示します。

まさに、アロマテラピーは自然が作り出したエッセンスを利用させてもらう療法なのです。

アロマテラピーの歴史

植物が人々の健康に貢献してきた歴史は、人類が誕生した時から始まっていると考えてもよいのではないかと思います。その中でも芳香植物は特別な位置付けで利用されてきたことがさまざまな文献に残っています。古代エジプトでは宗教儀式の時に神殿で乳香（フランキンセンス）や没薬（ミルラ）といった樹脂が焚かれ、ミイラ作成では、「ミルラ」が腐敗防止のために利用され「ミイラ」の語源になったといわれています。その時代から既に、芳香物質の「精神を高揚させる作用」や「心を静める作用」、そして、「抗菌作用」「防腐作用」といった機能性が利用されていたことが分かります。ギリシアやローマでもヒポクラテスやガレノスといった医師たちが、芳香物質を治療に利用していたと同時に、一般の人々も健康増進のために芳香マッサージをしていました。西洋に限らず、中国医学やインド医学のアーユルヴェーダの中でも芳香物質を利用したマッサージが行われていました。

こうして植物の良い香りを放つ物質は、様々な方法で利用されてきましたが、「アロマテラピー」という言葉が誕生したのは20世紀に入ってからなのです。フランスの化学者ガット・フォセが研究室で爆発事故を起こしひどい火傷をした時に、とっさにラベンダーの精油が満たされた容器に手を浸したところ、火傷の跡も残らず、超スピードで治ったという経験をしました。その後、ガット・フォセは精油の研究をし、天然の芳香物質の様々な作用を体系化した最初の人物であり、「アロマテラピー」という言葉を造語した人物でもあるのです。それにより、香水に利用されていた「芳香物質」が人々の心身を癒すもの、健康を増進し、疾病を治療するものとして再び蘇ったのです。

その後、アロマテラピーはヨーロッパ諸国で医療、美容の分野で実践が重ねられました。

日本には一九八〇年代に、イギリスのアロマセラピスト、ロバート・ティスランドの著書『アロマテラピーの理論と実践』が紹介され、徐々に知られるようになりました。

アロマテラピーの効果

歴史をざっと見渡しても、アロマテラピーの効果は多岐にわたるものということが分かります。神殿で焚くことで神聖な気持ちにさせる効果、ミイラを腐敗から守るための効果、火傷の治癒を促す作用などなど、心にも身体にも効果があるということが伺えます。ガット・フォセはこれらの精油の作用を体系化しました。その後も、精油の身体や心への作用は実験や臨床で研究されつづけています。精油が人体に働くルートを大きく分類すると、以下の2つに整理されます。

- 精油の「香り」が嗅覚を通して心身に影響するルート
- 精油の芳香物質の「治療特性」が身体に影響するルート

前者は良い香りが気分状態に影響しますので、

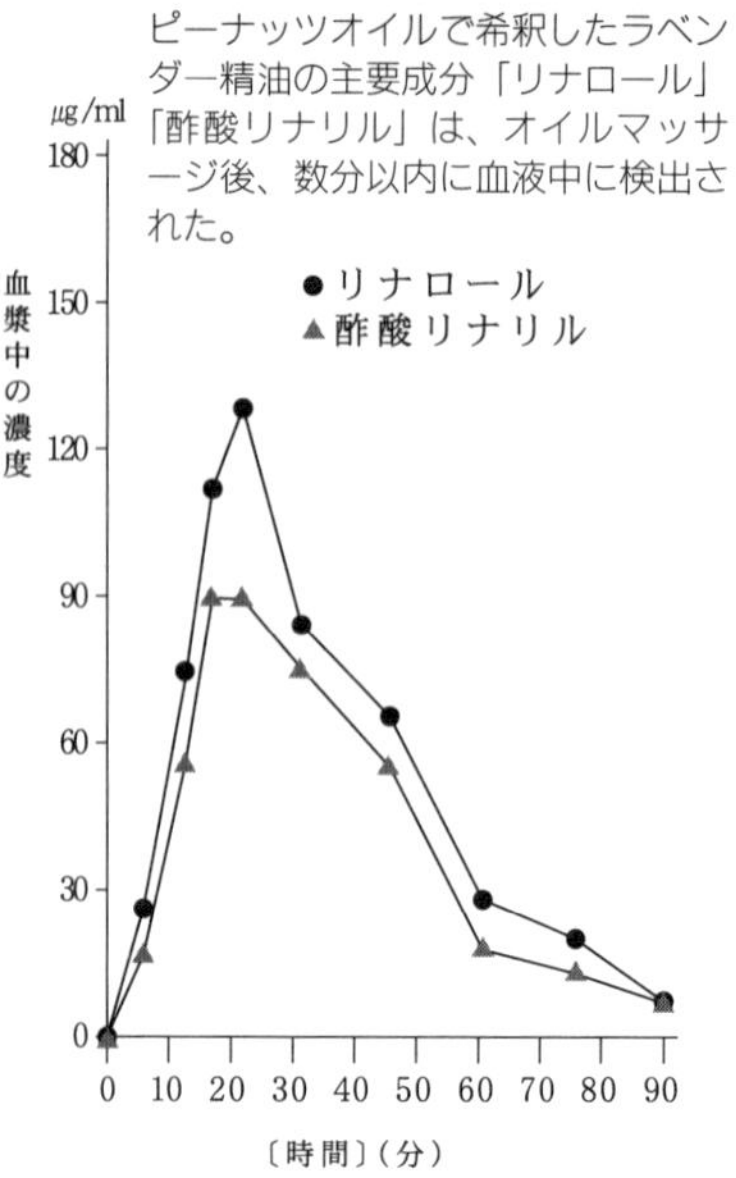

ピーナッツオイルで希釈したラベンダー精油の主要成分「リナロール」「酢酸リナリル」は、オイルマッサージ後、数分以内に血液中に検出された。

ラベンダーオイルの経皮吸収の時間経過
（出典：「精神の安全性ガイド（上巻）」
ロバートティスランド／トニーバラシュ著
高山林太郎 訳　フレグランスジャーナル社 刊）

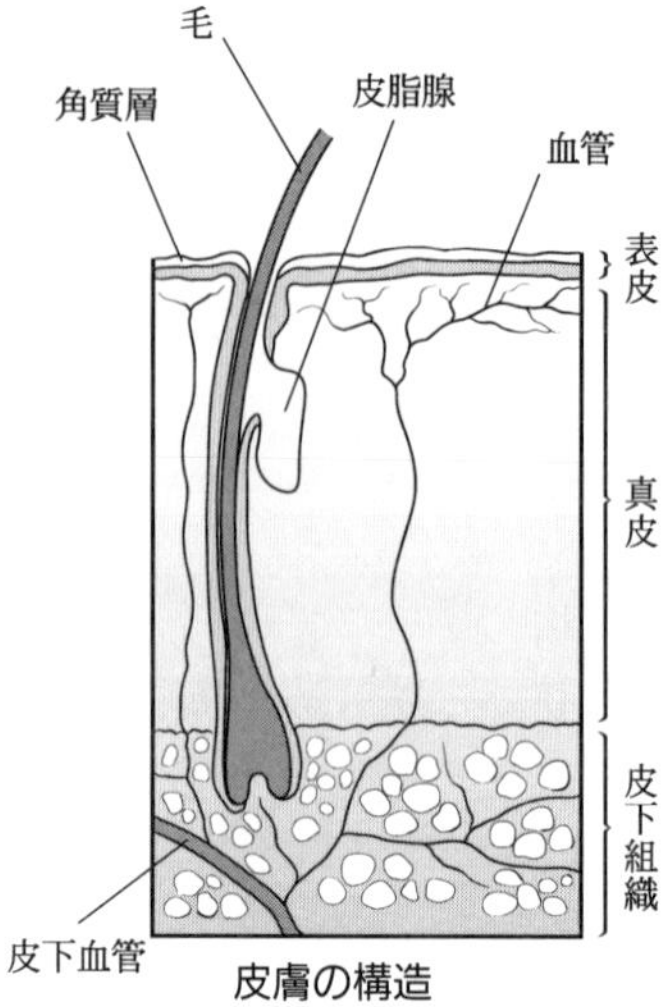

皮膚の構造

マッサージをすると、精油成分は角質層や毛穴、皮脂腺を通過し、皮下の毛細血管に入る。

心理的な効果を期待できるルートです。後者は芳香物質自体がもつ薬理的な働きが直接身体に影響するというルートです。アロマテラピーの場合、両者が同時に起こることがほとんどです。マッサージを行えば、精油の「香り」を感じるとともに、皮膚を通して精油成分が吸収され血中に送り込まれます。これが、アロマは「心と身体の両面に効果がある」といわれる所以でしょう。

嗅覚を通した「香り」の作用

人間の五感のうちで、一番本能的な感覚が嗅覚であるといわれています。人間は二足歩行になったことで、視覚を使うことが一番多くなり、一番信頼される感覚になっているのではないかと思います。時には過信されているのではなかと思えるほど視覚文化が発達しています。しかし、動物にとっては「これは腐っていないか？　食べられる

嗅覚を通した「香り」の作用

香り信号
↓
大脳辺縁系　情動
↓
視床下部　恒常性維持
↙　↓　↘
自律神経系　内分泌系　免疫系

香りが身体に影響を及ぼすメカニズム

香りは電気信号として大脳辺縁系へ伝えられる。情動を司どる大脳辺縁系が快よさを感じると、近くにある視床下部へ情報が伝わり、身体の恒常性（ホメオスタシス）維持の司令塔として、各系に身体をリラックスへ導くための情報を伝える。その結果身体は神経やホルモンバランスを回復させる。

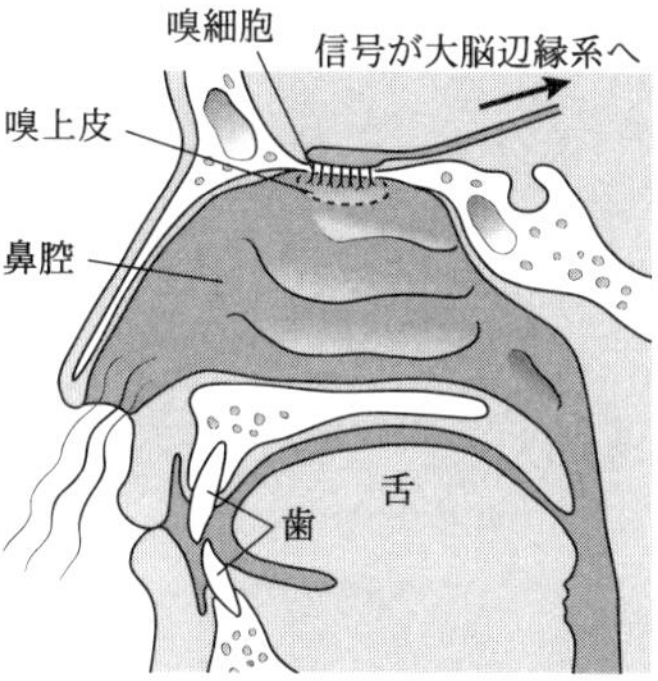

嗅上皮と嗅細胞

か？」「毒ではないか？」「近くに敵はいないか？」「獲物はいないか？」など生命に関ることを判断する上で、嗅覚は重要な役割を果たしています。また、生殖行動においても同様です。

　人間にも、本能的な活動を司る「大脳辺縁系」が存在しています。「大脳辺縁系」は脳の奥にあり「古い脳」といわれています。情動や快不快を司っている部分です。嗅覚のメカニズムを説明する上で、とても重要な場所です。嗅覚の信号は五感の中で唯一この「大脳辺縁系」に送られます。視覚情報は大脳新皮質の方に送られ、「あれは赤い色」「これは本」など、物事についての理性的な判断をします。しかし、臭いに関しては嫌な匂いを嗅いだ時には、先ずは鼻を押さえたり、顔をそむけたりすることが多いのではないでしょうか？　逆に良い香りを嗅いだ時には、何の香りかを分析する前に「あ〜良い気持ち」と感じることが先にきます。このように本能的な反応が先に来るのは五感のうちで嗅覚だけといわれています。

　その嗅覚のメカニズムは、まだまだ謎が多いのですが、簡単にご説明しましょう。匂いの元となる物質の分子が、空気中に漂い人間の鼻腔に入りこみます。鼻腔の天井には嗅上皮とよばれる匂いを感じる親指ぐらいの大きさのエリアがあります。湿った薄い粘膜になっていて、そこに香りの分子が溶けこんだ時に嗅細胞が興奮し、その興奮が電気信号に変換されます。さらに、神経を通って電気信号は大脳辺縁系へと送られていくのです。そして大脳辺縁系が、身体の恒常性維持の司令塔である視床下部へ影響を与えます。

　また、香りの分子と嗅細胞にある受容体は「カギ」と「カギ穴」の関係になっており、四十万種類ほどある匂いの物質をそこでかぎ分けているといわれています。クライアントと精油選びをしていると、「体質気質」や「気分状態」によって、好む香りが違います。例えば、性格的におっとりしている人は、ユーカリやローズマリーなどのシャープでスッキリした香りを好みます。また、短気な人、イライラしている気分のときにはローズやイランイランはどフローラルな甘い香りを好みます。体質や体調による粘膜の状態や受容体の状態と関連があるのかもしれません。

　精油を「嗅覚」を使って選ぶ時は、「心地よい香り」「好きな香り」を選ぶのが原則です。そして、香りの好き嫌いは非常にパーソナルな感覚ですので、人と自分の感じ方が違って当然です。例えば、ローズやイランイランなどフローラル系の香りは合わない時にはとても甘くて、重く感じられます。一方で、必要としている時にはさわやかに感じることが多いようです。女性の場合は一ヶ月ごとの生理による性周期がありますので、香りの好みにもかなりの変化が見られます。一度嗅いでみて嫌いだった香りも、毛嫌いすることなく挑戦してみれば好きになることもあるので、是非、何度か試してみて欲しいものです。一人の人間にも多面性があるように、ひとつの精油にも色々な面があることを知っておいてください。嫌いだった精油でも、ある時、ふとその精油の長所を発見することがあるはずです。

「香り」効果の研究

香りを嗅いだ時に、気分がよくなったり、ほっとしたりするという経験は誰でも持っていると思います。これを、客観的に測定するために脳波の変化を見て香りの心理効果を測った研究があります。前頭葉の鎮静・興奮度合いを測るCNVという脳波を、精油の香りを嗅いだ時に測りました。それによると、ラベンダー、カモミール、サンダルウッド、レモンに鎮静効果が見られ、バジル、イランイラン、ペパーミント、ジャスミンなどには興奮させる効果がありました。ネロリやローズウッドは人によって両方の結果を見ることができました。脳波が鎮静している時には「おだやか」な気分、興奮している時には「ワクワクする」気分が高揚します。これを応用するならば、落ち着きがない時、イライラする時にはラベンダーやカモミールを嗅ぎ、抑うつ状態の時には、イランイラン、ジャスミンなどを利用することで気持ちを明るくすることが出来るということです。

このCNV測定と並行して交感神経の働きが測定されています。交感神経は活動している時やストレス状態の時に働く自律神経です。その結果、カモミールを使用した場合交感神経の電位がさがり、ジャスミンを使用した場合の電位が維持されました。気持ちが落ち着く精油は交感神経を落ち

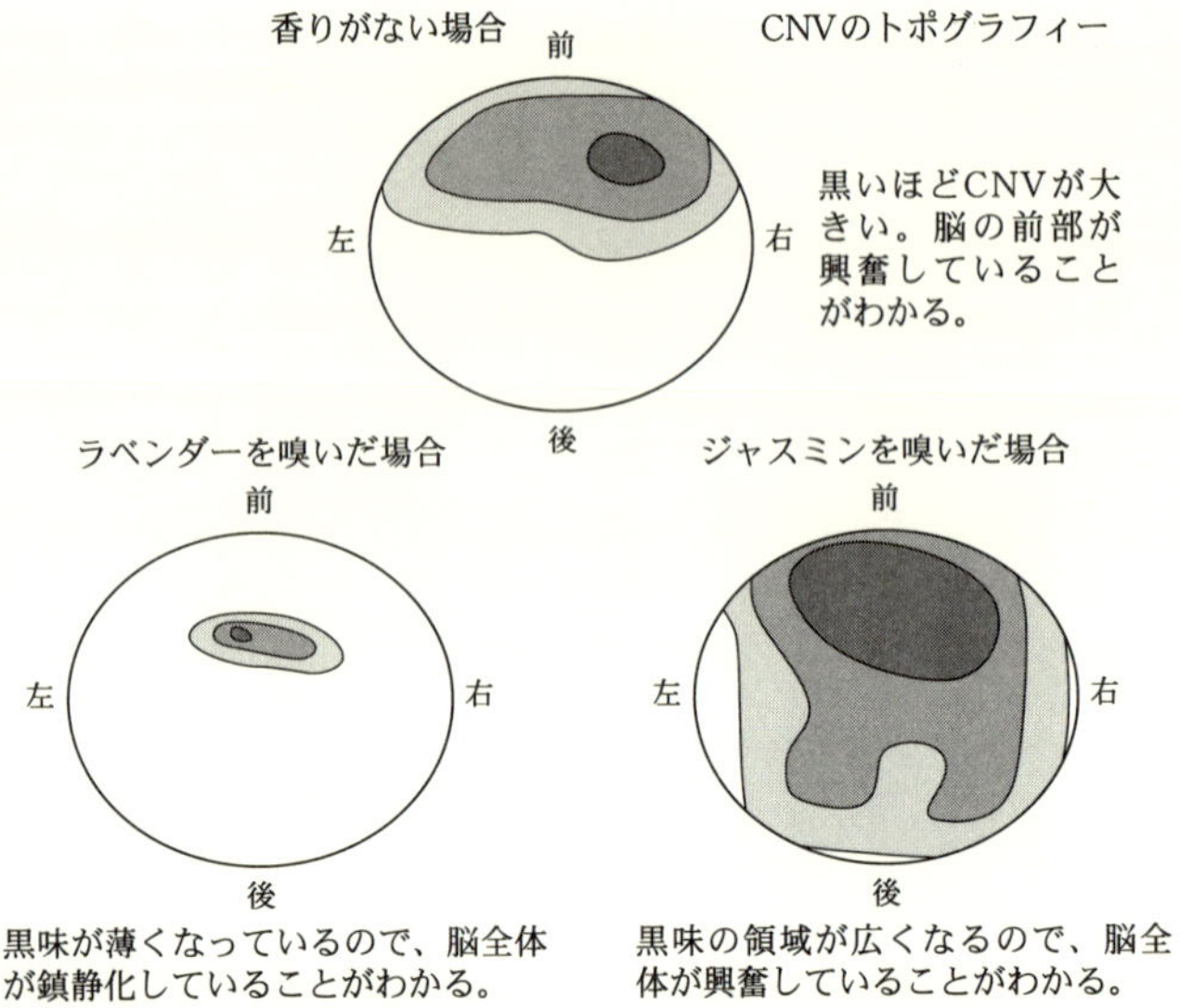

黒いほどCNVが大きい。脳の前部が興奮していることがわかる。

黒味が薄くなっているので、脳全体が鎮静化していることがわかる。

黒味の領域が広くなるので、脳全体が興奮していることがわかる。

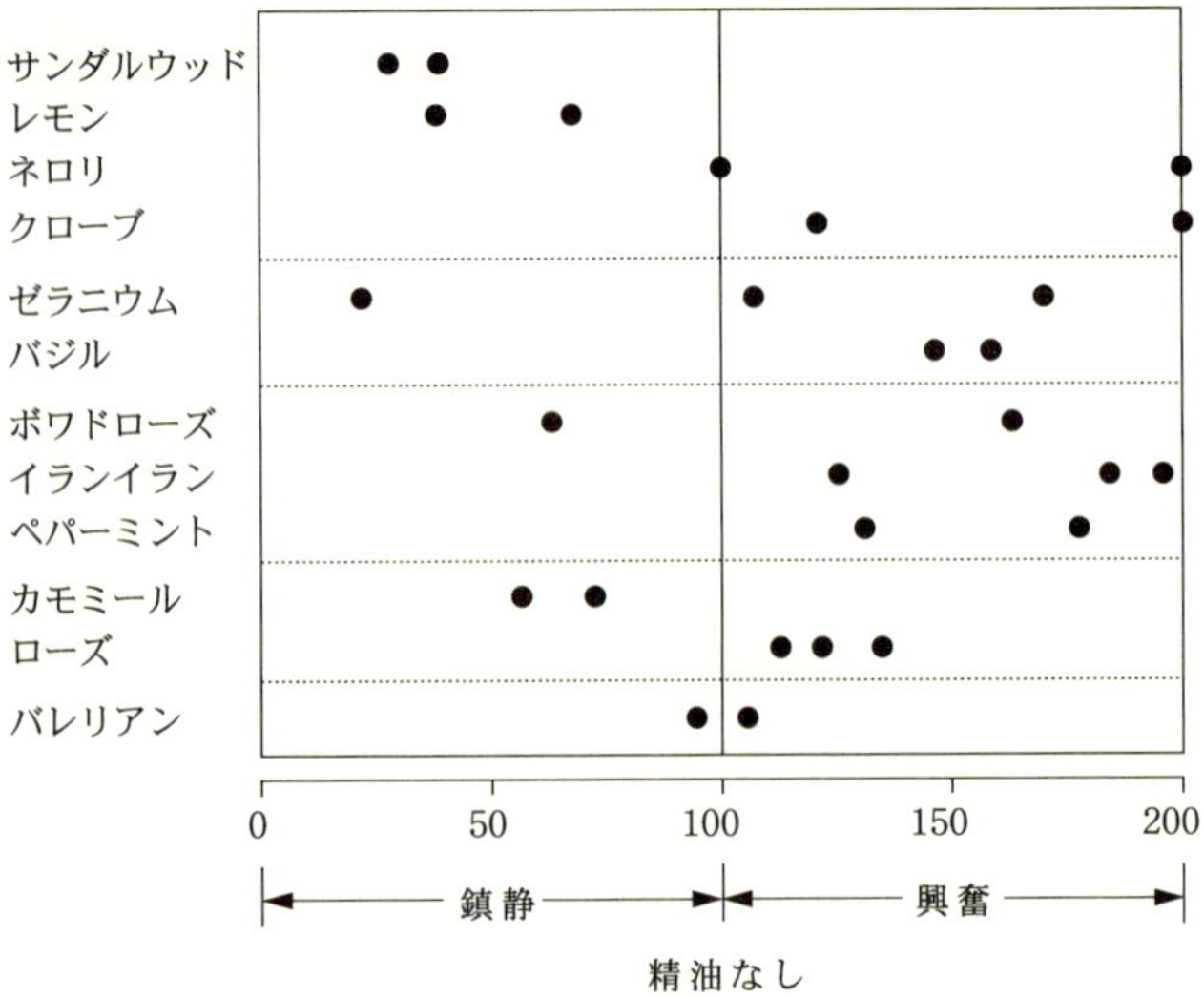

精油のCNVに及ぼす効果

（上、下、次頁上、3点いずれも
鳥居鎮夫著『香りの謎』フレグランスジャーナル社刊　より）

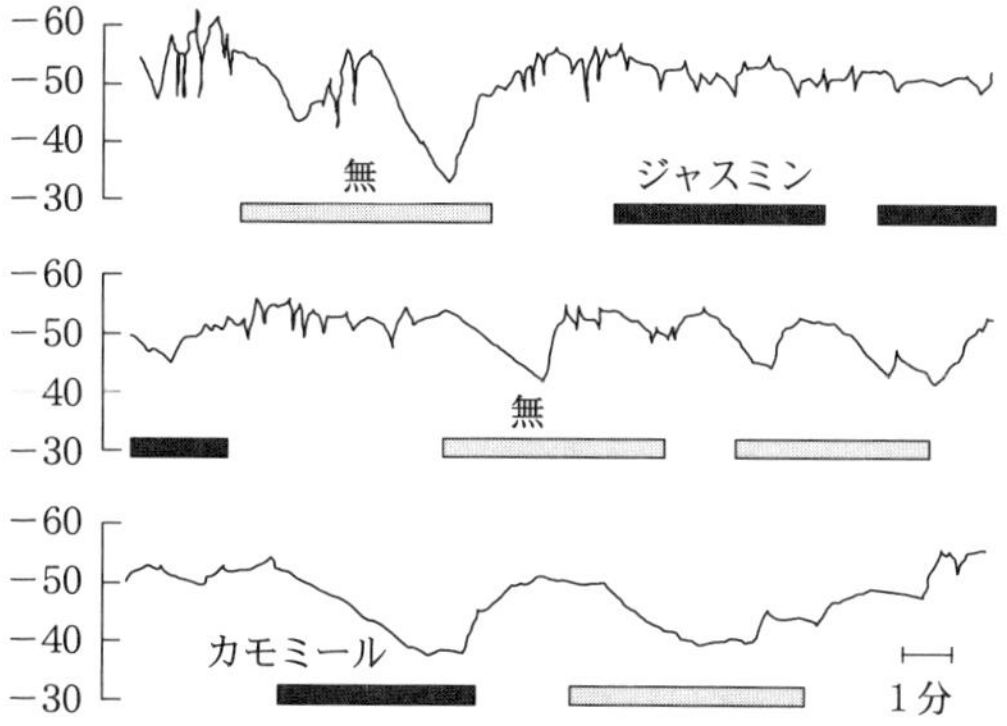

香りの皮膚電位活動に及ぼす効果

「皮膚電位活動」とは汗腺の活動状態を示すもので、交感神経が活発化すると大きくなる。

着かせて身体をリラックス状態に導くこと、高揚させる精油は交感神経の働きも活発化させるということが科学的にわかりました。この種の研究をはじめて行ったのは、大脳生理学を専門とされている鳥居鎮夫先生（東邦大学医学部名誉教授）です。この研究はアロマテラピーの精油の「香り」の効果に対して行われたはじめてのもので、ヨーロッパのアロマセラピスト達からも大きな反響を呼びました。

精油の治療特性

精油の芳香成分がもつ治療特性については、「香り」「嗅覚」とは別のアプローチです。精油自体が持っている「薬理的」効果です。精油は天然のものなので、植物が採取された年や、場所など様々な条件により、ワインのように成分が多少変動します。成分が安定していないので医薬品と同様ではありません。

わたし達が食べている野菜も植物であり、料理されて食卓に上り、味覚を楽しませるものであると同時に、身体に必要な成分や身体を強くする成分が含まれているという側面ももっています。同様に精油はよい香りを持ち、香りを楽しむ事も出来ますが、身体によい働きをする成分も含まれています。では、精油にはどのような治療特性があるのでしょうか？　これも、まだまだ研究段階のものがたくさんありますが、いくつかを紹介します。

ラベンダーは神経を鎮める効果（鎮静作用）を持っています。ですから、リラックスしたい時や眠れない時に利用するとよいといわれているのです。また、傷の治りを早くしたり（創傷治癒作用）、炎症を抑える作用（消炎作用）があります。火傷、虫さされの時などに利用するのはこの理由からです。

カモミールにはカモミール・ローマンとカモミール・ジャーマンの2種類がアロマテラピーではよく利用されるものですが、カモミールにも強い鎮静作用や鎮痙作用（痙攣を鎮める作用）、消炎作用があります。眠れない時、胃の痛みや生理痛、皮膚の炎症などの時に利用されます。

ペパーミントは鎮痛作用（痛みを鎮める作用）により、頭痛や神経痛に効果的、ユーカリは去痰作用（痰を切る作用）があるので風邪の症状に利用されます。

このように、個々の精油には含まれる成分の働きから、様々な治癒特性を持っています。ひとつの精油の中には単一成分だけではなく、数十種類〜数百種類の成分が含まれていますので、ひとつの精油が多面的な機能を持っていることになります。

アロマテラピーの介入の程度を示すヒストグラム

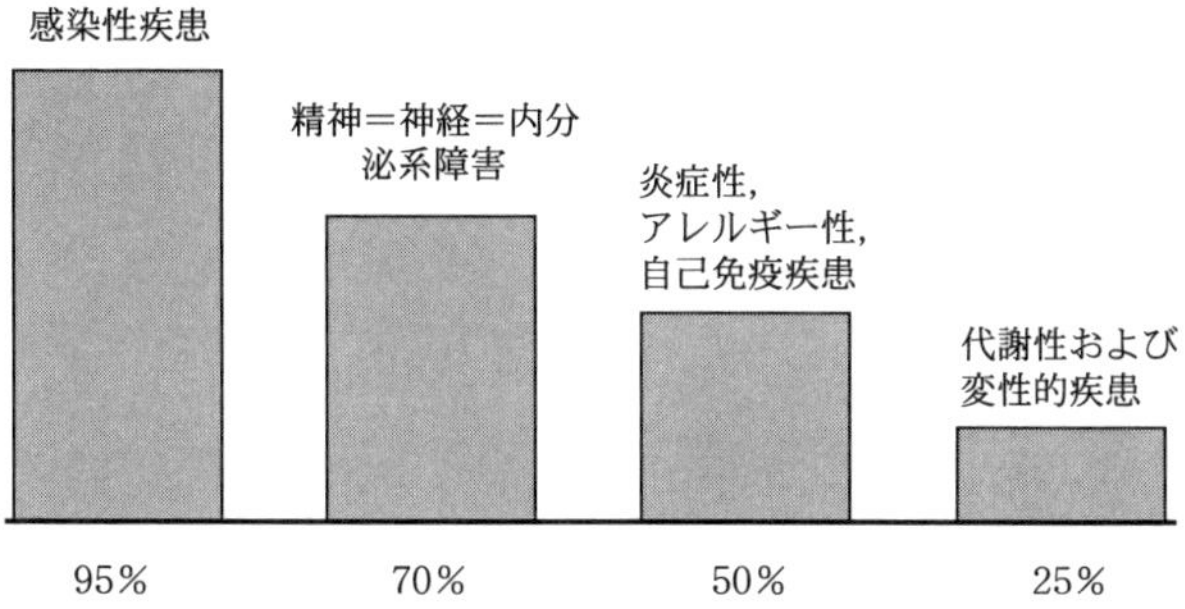

（『フランスアロマテラピー大全・中巻』フレグランスジャーナル社刊より）

それぞれの疾病の領域において、精油がどれくらい有効であるかを示したグラフ。精油の細菌やウィルスに対する効果は、経験的にも科学的にも認められており、フランスでは、感染症に対しての治療に最も多く精油が使われている。

自分に適した精油をどうやって選ぶのか?

このようにひとつの精油が多面的な機能を持っていたり、ひとつの症状に対しても選択できる精油がいくつかあるところを、うまく利用することが健康管理をする上でのテクニックといえるでしょう。例えば「頭痛」によい精油といった場合にも、ひとつではなく、いくつかの有効な精油を選択することが可能です。ラベンダーとペパーミントはいずれも頭痛に効果のある精油です。ラベンダーは甘くさわやかな香り、ペパーミントはすっきりとしたシャープな香りです。好きな香りでどちらの精油が自分に合っているかを選択することも可能です。また、頭痛に伴なう不調と照らし合わせて選ぶことも可能です。不眠や緊張を伴うようだったらラベンダー、消化器系の不調を伴うようだったらペパーミントというように。

漢方では陰陽五行説から、木火土金水のバランスを見て、バランスを回復させるために漢方薬を処方したり鍼や灸を行ったりします。ひとつひとつの症状だけでなく、その症状が象徴しているエネルギーの状態に働きかけるわけです。精油の場合も同様に「頭痛」「不眠」などひとつひとつの症状にアプローチするのではなく、頭痛や不眠が起こっている場合には、精神的にも不安感があるなど、ホリスティックに状態を観察していき、バランスの崩れを確認します。そして、バランスの崩れたエネルギーに働きかける精油を選ぶという方法もよいアプローチのしかたです。アロマテラピーの治療体系の中には決められたエネルギーを見る方法は存在していません。私自身は、アーユルヴェーダの体質論である「トリドーシャ理論」を利用しています。ヴァータ（風）、ピッタ（火）、カパ（水・土）という3つのエネルギーのバランスをチェックする方法です。これは実践編で紹介したいと思います。

アロマテラピーへの期待感

健康維持や病気治療に植物を利用した療法は、世界のあらゆる地域に存在し、長い歴史を刻んできました。19世紀に入ってからは、植物の有効成分が単離されるようになりました。例えば、キツネノテブクロからは心臓が衰弱している時に、利用される強心作用のあるジゴキシンなどの物質が、また、ケシからは麻酔性のアルカロイドという物質が取り出されました。一八九九年には、ドイツでセイヨウシロヤナギの樹皮からとれ、痛み止めとなるサリチル酸という物質が研究室で合成されました。人工的に植物の有効成分が合成されたのはこれがはじめてで、ここから医薬品の歴史が始まり、まだ、100年余りです。それまでの医薬品が存在しない時代はいかに植物に頼っていたかがお分かりでしょう。

現在では日本でも「ハーブ」という言葉が定着しています。消臭剤、シャンプー、リンス、洗剤など生活で利用される商品には、ハーブがとり入れられています。また、健康管理にもハーブを利用する人々が増えています。自然のものを自分自身の健康管理に利用したいという自然回帰の高まりがあるようです。アロマテラピーも同様、自然のものを利用したセラピーであるということでの期待感や安心感があるのだと思います。また、アロマテラピーの特質である「香り」「嗅覚」という、まだ未知なる要素が心身の健康を保ち、可能性を開いて行ってくれるのではないかという期待感も含まれているようです。アロマテラピーについて詳しくは知らなくても、「香り」というものが、どれだけ強い力を持っているかについては、ほとんどの人が何らかの経験を持っています。「忘れていた記憶を香りで思い出したこと」「香りで沈んでいた気分が明るくなったこと」など、だれでも香りにまつわる体験をひとつは話してくれます。

アロマテラピーが多くの人の注目を集めているのは、本能に働きかける「自然の香り」を現代人が欲しているからかもしれません。

5　ストレスとアロマテラピー

アロマテラピーに対する誤解

「ストレス」と「アロマテラピー」についてそれぞれ紹介してきました。今度は実際にその関係について説明したいと思います。

私自身が「自分自身のケア」と「クライアントへの施術」という両面のアロマテラピー実践を通して感じたのは、アロマテラピーはストレスに関連する様々な不調に有効であるということです。「アロマテラピーは癒し」という漠然としたオシャレで美しいイメージが広まっており、雰囲気で捉えられていることがよくあります。また、一般の方々にアロマテラピーの入門的な講座を行う機会があるのですが、多くの人のアロマテラピーにたいするイメージは「香りをかいで良い気分になるだけ」という限定されたものとなっています。「アロマテラピー」という言葉だけはメディアにより広まっているのに、見た目がオシャレなアロマグッズの紹介だけが先行してアロマテラピーの本質がきちんと伝わっていないことを実感させられることがよくあります。ちょっと偏ったイメージで伝えられているということは、本当に必要としている人が利用できていないことにも繋がりますので、とても残念に思います。例えば、女性のためのファッション的、エステティック的なイメージが強いために、男性が敬遠して、本当にストレスフルでアロマテラピーを有効に活用してほしいという層に、正しく情報が伝わっていないわけです。

ストレス反応と精油の働き

アロマテラピーで使用する精油は、植物から採れた芳香物質であり、化学物質であるということを紹介しました。アロマテラピーは肉体の一部に働きかけるだけではなく、全体に働きかけるホリスティックな療法といわれています。精油は「香り」と「治療特性」を持ち、それに加えて、植物の「生命エネルギー」であるという考え方もあります。

「香り」は嗅覚を通して大脳辺縁系に伝わり、情動を引き起こし、記憶を呼び覚まします。そしてさらに、「快不快」「危険か安全か」という情報が生命中枢である視床下部へと伝わり、自律神経系、内分泌系、免疫系に指令が下されます。心地よい香りであれば身体は心拍数や呼吸が安定し、緊張は緩みます。

また、物質としての精油は水に溶けにくく、脂質に溶けやすい性質を持っています。私達の脳や神経細胞は脂質が豊富な組織です。したがって、精油は脳や神経と親和性が高く、その部分に入り込みやすいといえます。

ストレス研究の上では、キャノンがストレス刺激による「自律神経系」を興奮させる反応を「闘うか逃げるか（fight or flight）」の反応として説明しました。一方、セリエは「神経内分泌系」の反応として説明しました。「自律神経系」「内分泌系」の反応により「免疫系」の働きは調整されています。ストレス刺激により自律神経系や内分泌系、免疫系が影響を受けるということはわかっていますが、引き起こされる反応は誰でも同じというわけではありません。ストレス反応は個人の精神、身体、環境なども含めたホリスティックな反

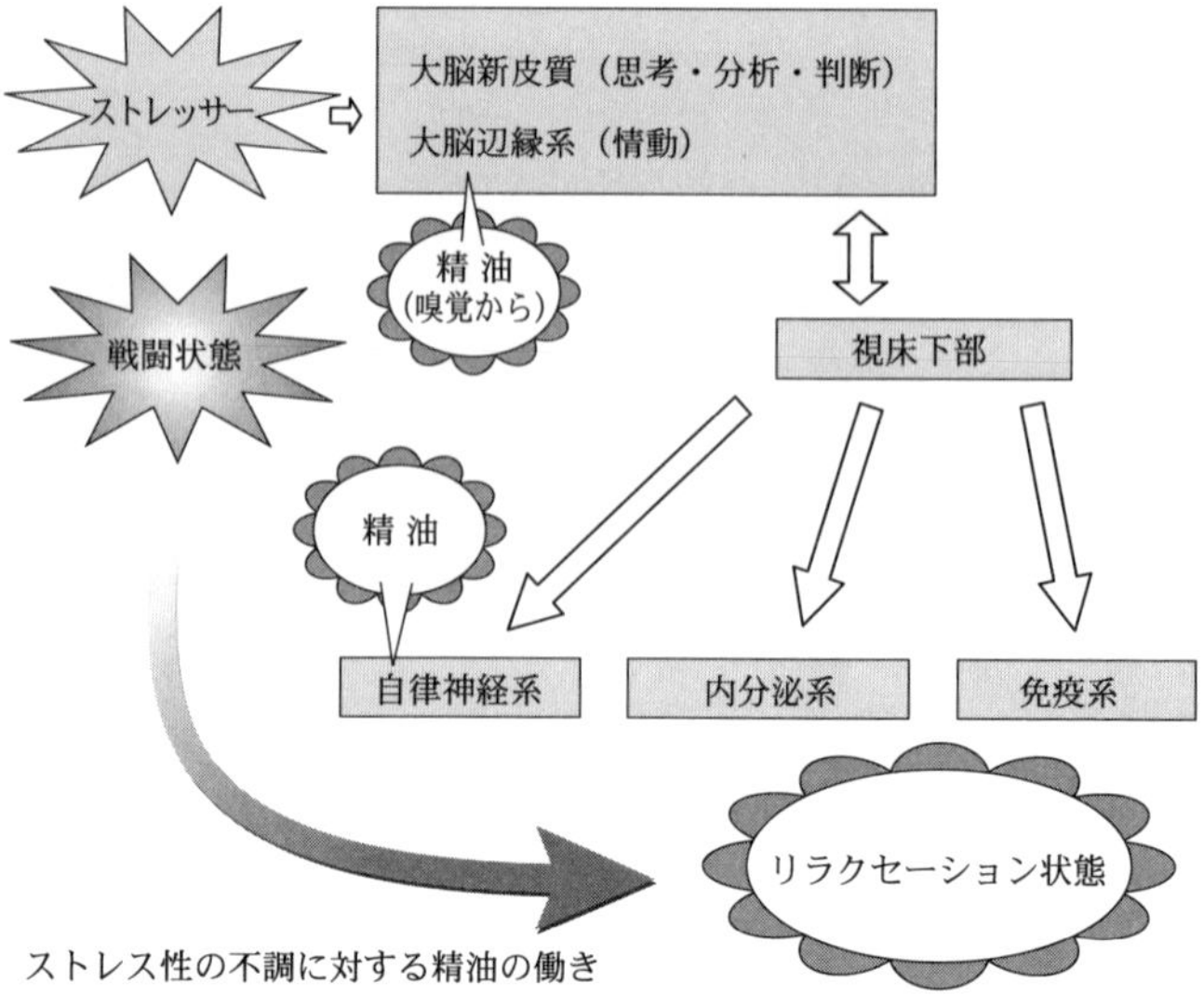

ストレス性の不調に対する精油の働き

応であり、非常にパーソナルなものです。

こうしたストレスに対して、アロマテラピーは、嗅覚という経路を使って心を鎮めたり、元気にしたり、プラスの情動反応からプラスの身体反応を引き起こすことが出来ます。一方で、ストレス反応に深いかかわりを持つ脳や神経に容易に入り込めるという精油の性質により、嗅覚との相乗効果を期待することが出来ます。

例えば、ストレス反応の結果として起こっている「肩こり」に対してアロママッサージを行う場合、どのように精油を選べば良いでしょうか？ひとつは、ストレス状態で興奮した神経を鎮めるような治療特性を有した精油を選択します。成分的に考えると、鎮静効果のある酢酸リナリルなどのエステル類が含まれたラベンダーやネロリの選択が考えられますが、心理的な効果を期待する場合には、使用する本人が「香り」として好むかどうか、心地よく感じるかが大切になってきます。
先ず、ラベンダーやネロリ、クラリセージ、カモミールなどから心地よいと感じるものを選びます。さらに、継続的なストレスで、肩の緊張も続き血行が悪くなっている場合には、レモン、レモングラスなど血行を促進させる精油をあわせて選択したり、筋肉の緊張緩和作用のあるローズマリーなどの精油を合わせて選択することで、効果を高めることが出来ます。

精油が持つ「香り」が心に働き、「治療特性」が身体に働き、両者が相乗効果をもたらし、ストレス反応のケアに力を発揮するのです。

好きな香り、嫌いな香り

香りと嗅覚については、ミステリアスな部分がまだまだ存在し、また、そこに多くの人が惹かれるようです。

動物にとって嗅覚は、食行動、生殖活動など生命にダイレクトに関っていると同時に、記憶の中枢とも関連があることは前述したとおりです。香りに対しての反応も、人間としての動物的、本能的なものがかかわっているようです。森林系の香りでホッとして、ムスクなどの動物性の香りでは気分が高揚します。

また、民族による好き嫌いもあるのではないかと思います。日本人の場合は、嗅覚が繊細であまり強い香りを好みません。精油は、原液の状態ではかなり強い香りがします。馴染みのあるラベンダーでもなれない人にとっては、好きになれない香りになります。アロマテラピーがはじめての人はオレンジ、レモン、グレープフルーツ、ベルガモットなどの柑橘系、または、パイン（マツ）、ジュニパーなどの針葉樹系の香りが馴染みやすいようです。柑橘系は日常的に馴れ親しんでいるし、日本人の場合、建築に木を使ったり、ヒノキ風呂などに馴染みがありますので、木の香りは親しみやすいのでしょう。

年齢や性別、ホルモンのバランスによる香りの好き嫌いもあります。イランイラン、ローズ、ジャスミンなどはとても強い花の香りで、ホルモンに近い作用を持っている精油に見られます。女性の場合、生理の周期があるので、時にはとても心地のよい香りに感じたり、受けつけられない香りに感じることがあります。また、年齢の高い方やストレス度が強い方ほどこのような香りを好む傾向があります。心地よい、好きだと感じる香りは、自分自身に必要な精油でもあります。

精油の香りで感覚を鋭敏にする

精油の香りの好き嫌いは、様々なバックグラウンドが関連していますが、個人的な経験や記憶に関連するもの、気質・体質に関連しているところもあります。

アロマテラピーがはじめての人は、好む精油が限定されていたり、香りの好き嫌いをうまく表現できないという人もかなりいます。しかし、色々な香りに馴れていったり、ひとつの香りの色々な面を知るということがアロマテラピーの楽しみともいえますし、感覚を磨いていく方法でもあります。

ところで、皆さんは日常生活で五感のうちの何を一番使ったり、重視しているでしょうか？　次頁のデータは、南山大学人文学部心理人間学科教授のグラバア俊子氏が大学生を対象にアンケートをとったものです。

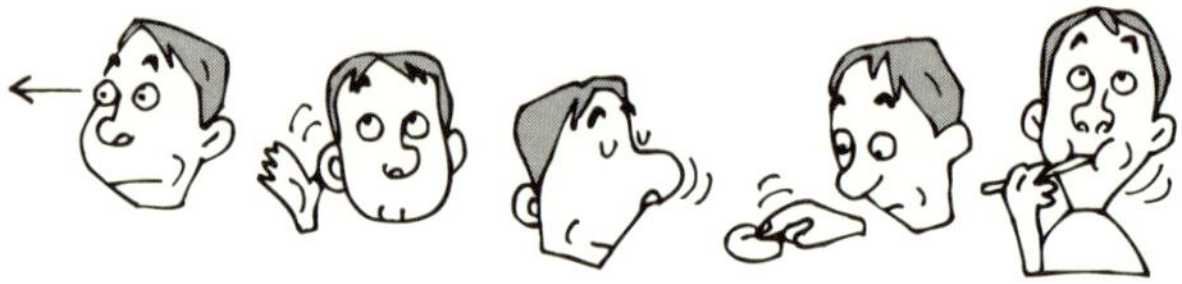

「日常生活で気になる、敏感だと思う感覚」

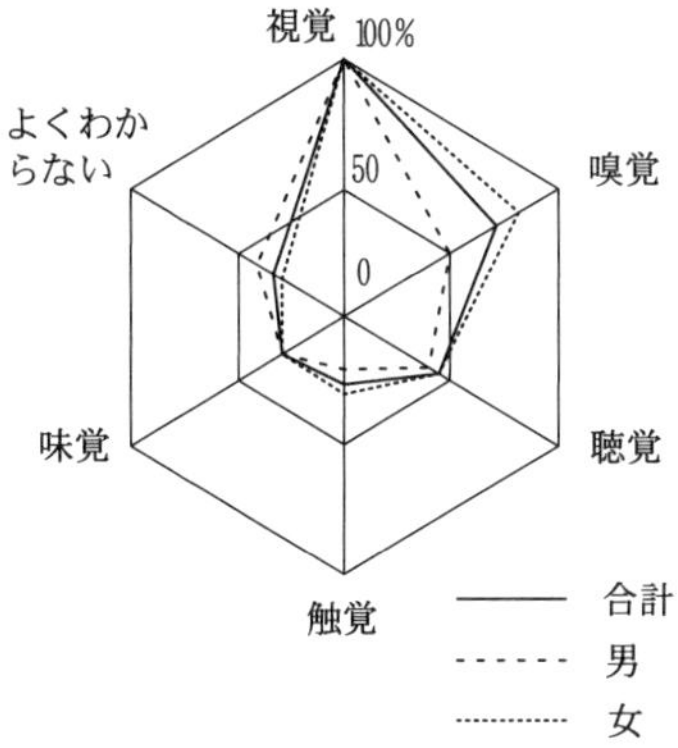

	男 120	女 306	合計 426
視覚	58 (48.3)	134 (43.8)	192 (45.1)
嗅覚	29 (24.2)	108 (35.3)	137 (32.2)
聴覚	28 (23.3)	66 (21.6)	94 (22.1)
触覚	15 (12.5)	43 (14.1)	58 (13.6)
味覚	16 (13.3)	34 (11.1)	50 (11.7)
よくわからない	23 (19.2)	43 (14.1)	66 (15.5)

※数字は人数、( ) 内は%。複数回答のため合計は人数に合致しない。

「どの感覚を使わないか」

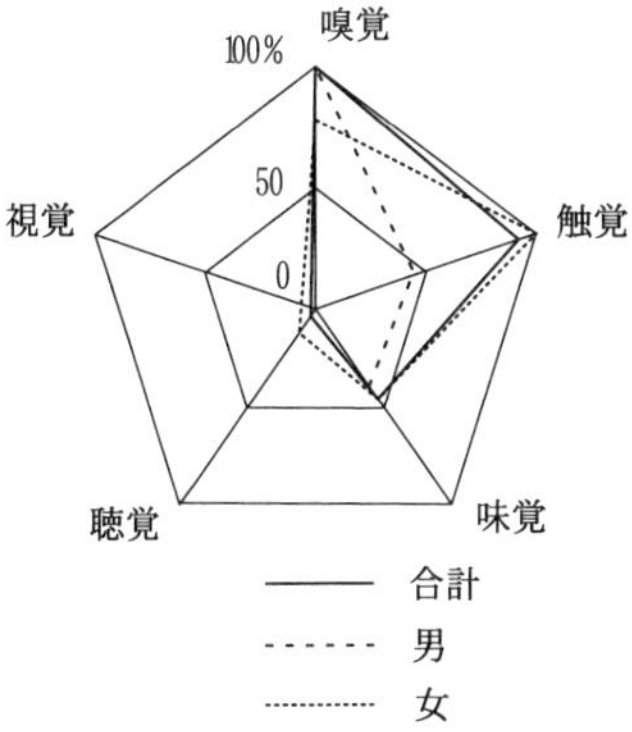

	男 120	女 306	合計 426
嗅覚	41 (34.2)	64 (20.9)	105 (24.6)
触覚	18 (15.0)	76 (24.8)	94 (22.1)
味覚	17 (14.2)	30 (9.8)	47 (11.0)
聴覚	1 (0.8)	8 (2.6)	9 (2.1)
視覚	1 (0.8)	2 (0.7)	3 (0.7)

※数字は人数、( ) 内は%。複数回答のため合計は人数に合致しない。

(グラバア俊子著『新・ボディワークのすすめ』創元社刊より)

日常生活で敏感だと思う感覚として嗅覚は視覚についで二番目に挙げられています。しかし、実際に余り使わない感覚としては嗅覚が一位、そして、触覚、味覚と続きます。人のつけている香水やその場の臭いが気になったりはするけれども、積極的に嗅覚を使うということはしていない人が一番多かったようです。

嗅覚は本能的であるがゆえに、好き嫌いで素早く反応し、それ以上深く香りを味わうということを私達はあまりしていないのではないかと思います。もちろん、不快な臭いやガスのような危険な臭いをじっくりと味わう必要はありませんが、精油の香りの楽しみ方としては、ワインをテイスティングするように、微妙な香りを味わってみても良いのではないかと思います。

精油の香りというものは、数十から数百種類の成分がカクテルになったもので、とても複雑な香りがします。芳香剤の人工ラベンダーになれている人は、はじめて本物のラベンダーの香りを嗅いだ時に驚くかもしれません。ラベンダーに似せて人工的につくった香りと天然精油を嗅ぎ比べてみると、深みが全く違ってきます。自然が作り出した複雑なバランスを人工では100％真似をすることは出来ないのです。

嗅覚や触覚を使ってみる

私達の文化では、視覚が一番重要視され、信頼される感覚になっています。目に見えるものは信頼する、極端な場合、目に見えないものは信用しないというように。そうすると、自分が感じた「感触」や「匂い」は軽視されることになりかねません。日常的に、「不安な感じがする」とか「嫌な予感がする」というのは、微妙な感触や匂いを嗅ぎ分けているのではないかと思うのです。

しかし、どうしても見えることや聞こえてくることを優先して、自分自身の感触をとるに足りないものとして排除してしまいがちです。信頼せずに排除するほど、微妙な感覚はどんどん鈍くなって行きます。自分を信頼して使えば使うほど、微妙な感覚をはっきり感じ取ることができるようになるのです。

　そんな、微妙な感覚を呼び覚ますために、自分自身の「嗅覚」や「触覚」を使っていくことはとても役に立ちます。嗅覚と同様、触覚もあまり使っていない感覚です。正確に言うと、「意識して使っていない」感覚ということになります。オイルマッサージを行う時には、足の指や手の指といった末端まで行うのですが、初めて受けた方の多くは「足や手がこんなに気持ち良いと思わなかった」「こんなところを自分で触ることはほとんどしていなかった」「足がちゃんとあるという認識をした」など新鮮な感動を覚えたという感想を聞かせてくれます。足の裏はいつも地面や床と接し、手はいつも何かを持ったり、触ったりしているはずなのに、その存在感をしっかりと感じる機会は非常に少ないのかもしれません。

　アロマテラピーは、嗅覚を刺激し、また、マッサージをしたり湿布をしたりすることで、自分の身体に触れる機会も多いものです。せっかく、持って生まれた感覚なのでアロマテラピーを利用してもっと、磨きたいものですし、それがストレスに対する抵抗力を養うことにも繋がっていくのではないかと思います。

身体感覚を呼び覚ますボディワーク

　一番多く使っている視覚や聴覚は、どちらかというと理性的な感覚です。一方で嗅覚、触覚、味覚は本能的な感覚です。現代社会では、本能よりも理性の方が重要視されすぎて、本能的な感覚が鈍っているような気がします。頭を使うことが高度で身体を使うことはそれよりは下のように評価していませんか？　脳は高度なことをしているけれど、身体はそうでもないように思っていませんか？　「心の時代」とはよく言われますが、私達がここに存在するためには、「身体」が必要です。いくら心や精神を変えようとしても、心と身体は表裏一体であることを忘れてはいけません。

一九六〇年代に人間の持つ潜在能力を育てるためのムーブメントが米国のカリフォルニアを中心に起こりました。その「ヒューマンポテンシャルムーブメント」の中心となったのがカリフォルニアのエサレン研究所でした。エサレン研究所では心理療法の研究や体験的なワークショップが行われていましたが、東洋のヨガや禅などの思想が融合し、身体を通して心に働きかける「ボディワーク」という言葉が生まれました。

「ボディワーク」にはフェルデンクライスメソッド、アレクサンダーテクニーク、ロルフィング、エサレンボディワークといった耳慣れない名称のものがたくさんあります。これらは、自ら身体を動かしたり、オイルマッサージの手法などをつかって、自分の身体への気づきを促すものです。動きやタッチを通して、自らの緊張や癖に気づいていくための方法です。見た目は、マッサージやストレッチやヨガなどに似ているのですが、マッサージをすることや、身体を動かすことが身体だけに留まらず精神にも働きかけるようにデザインされています。通常、マッサージや体操などは何かを治療するためや身体を強く柔軟にするために行われるものです。しかし、ボディワークの目的は自分の身体感覚に気づくと同時に、自分の存在に気づいていくことになります。

例えば物を食べる時の動作で、お箸を口に持っていく手の動きをしてみて下さい。腕はスムーズに動いていますか？　何度もその動きを行ってみて下さい。必要のないところに力を入れていませんか？　この動きは、日常的な動きであり、地味な動きです。しかし、この小さな動きの中にも無駄なエネルギーを毎回使っているとしたら、それが蓄積されて肩こりや腕の痛みに繋がって行きます。さらに、その無駄な力は何らかの心理的なパターンとのつながりを持っています。その繋がりに気づいたとき、人間は無駄な緊張から開放され、ポジティブにそのエネルギーを転換することが出来るのです。

ストレスマネージメントの要は「気づき」

普段の生活では忘れている身体への意識。それを取り戻すことは、心のバランスを保つためにも非常に重要なことです。そして、身体への意識を高めるためには、微妙な動きや繊細なタッチがそれを助けてくれます。痛いマッサージでなければ効いた気がしないという話をよく聞きますが、強すぎることで自らの防衛反応が働いてしまい自らの変化が起こりにくくなる場合もあります。嗅覚も人工的な強い香りではなく、複雑で微妙な自然の香りをじっくりと味わうことは、感覚を洗練してくれます。

ストレスをうまく管理するための最初のステップは、自分自身の心身への気づきです。ストレスにより、自分の心や身体は緊張をため込んでいないかに気づくことがとても大切です。刺激の多すぎる生活をしていると、身体や心は自分を守るために、反応しないように自分自身を鈍感にさせていきます。

アロマテラピーは優しい香りや優しいタッチにより、自分自身を守っているブロックを解放するのにとても役に立ちます。ブロックが解放された心や身体は、洗練された感覚と柔軟性をとり戻します。その結果「気づき」が深まり、「治癒力」も発動しやすくなるのです。

「北風と太陽」という童話は皆さんご存知だと思います。旅人のコートを脱がせるために北風が強い風を起こしたら、旅人はますますコートをしっかりと押さえました。しかし、太陽が優しく光を注いだら、旅人は心地よくなり自らコートを脱いだという話です。ストレッサーとなる刺激がたくさん存在している今の時代、誰でも少なからず自分自身を防御しています。ブロックしていると不要なものは入ってこなくなりますが、必要なものやエネルギーまで排除することになると同時に、「気づき」も起こりにくくなってしまいます。ですから、自らコートを脱いで新しいエネルギーを補給できるリラクセーションや癒しの場を、多くの人が無意識に求められているのでしょう。

重いコートを脱いで癒されたら、次のステップとして自分の心身の声に聞き入ることにトライしてみてほしいと思います。その時に、精油の優しい香りが感覚を洗練させてくれることでしょう。

6 レスキューアロマ実践編Ⅰ「ストレスケア」

ここからは、ストレスに対するアロマテラピーの実践方法を紹介していきます。忙しく時間に追われる現代のワーカーズにとって、あまり時間や手間をかけずに利用出来る方法を提案したいと思います。まずはじめに、「ストレスケア実践」として、ストレスの「原因」、ストレスによって生じる「症状」に対して、アロマテラピーが役立つ方法を紹介します。そして次に「ストレスマネージメント実践」として、ストレスによる不調が起きる前のストレス管理に、アロマテラピーをどう活かすのかを紹介します。

アロマテラピーは時間の余裕のある時に、ゆったりと行うものというイメージをお持ちの人も多いと思います。しかし、忙しくて時間がないからこそ、アロマテラピーが役立ってくれる場面はたくさんあるのです。ここでは、仕事中でも簡単にできるレスキューアロマを中心に提案します。出来るだけ手間がかからず、精油の選び方も簡単にしました。ほんの5分、仕事の手を休めて実践してみて下さい。

ストレスケア 実践1 ストレスの原因への対処〜環境・人間関係〜

音や光、汚染物質などの物理的・化学的なものから、人間関係まで様々なものがストレスの原因になりうることは理論編でお話しました。ストレスの原因を取り除くことが出来れば申し分ありませんが、そう簡単に行かないことが多いもの。特に人間関係はとても大きな要因であると同時に、自分一人の問題ではないので、解決が難しいものです。

ここでは、人間関係と環境のストレスのいくつかに対して、どのようにアロマテラピーが役立つかを紹介します。

人間関係から受ける嫌なエネルギーを一掃

人間関係はストレスの大きな要因です。人間のコミュニケーションの形態は、言葉だけではなく、態度や雰囲気などのノンバーバル（非言語的）コミュニケーションがかなりの部分を占めています。自分が人をどう見ているかを思い起こしてみると分かると思いますが、その人が話している言葉の内容だけではなく、声のトーンやリズム、表情や仕草、服装など色々なものを感じて、「今日は元気がない」とか「なんとなく機嫌が悪い」などと感じていませんか？　その「なんとなく感じていること」はとても大切です。

《人間関係に有効な精油》

ジュニパー

傷つくことをいわれたり、嫌な態度をされた場合、しばらく嫌な気分が残るものです。そんな時にはジュニパーが自分の中に残っている嫌なエネルギーを浄化してくれます。

ローズオットー

人間関係がうまく行かない時には、人のせいばかりではなく自分の対応の仕方も見なおしてみましょう。ローズは、他人に対して閉じてしまった心を開くのに有効な精油です。自分が気に入らない人に対しては、最初から何も受け付けない状態をつくりがちです。ローズは心をオープンにし、人の気持ちを理解できる寛容さを与えてくれます。

《人間関係から引き起こされる感情に有効な精油》

(不安感) **ネロリ**

なんとなく不安を感じる時は、理由がはっきりしていないため具体的な解決方法が見つかりません。まずは頭で考えることを止めたり、心身のバランスを取り戻す工夫をしてみましょう。オレンジの花からとれたネロリは緊張した神経を鎮め、心のバランスを回復させてくれます。

(パニック) **ローマンカモミール**

ショックなことが起こったり、思いがけない出来事に遭遇した時には、心拍数は上がり呼吸も乱れます。心の状態も大きく乱れて、すぐに気分を切り換えて冷静に仕事に向かうことは難しいものです。カモミールは乱れてしまったエネルギーのバランスをスムースな状態に取り戻す力を持っています。

(怒り) **ローズオットー**

ムカついたり、イライラしたり、怒りが込み上げてきた時は、自分の中で火のエネルギーが過剰になっている証拠です。ローズの甘い香りが怒りの炎を鎮めてくれます。

(虚無感) **レモン**

がんばっているのにうまく行かなかった時などは

空しさを感じ、エネルギーがなくなり、やる気が出なくなってしまうことがあります。レモンのさわやかな香りは心身にエネルギーを与え、心を明るくしてくれます。

嫉妬　ローズマリー

人のことがうらやましく思える時は、自分自身が本来取り組むべきことが出来ていない時です。人をうらやむ前に、意識を自分の中心に戻すことが大切です。ローズマリーは意識を中心に戻し、さらに頭脳を明晰にし、自分のあるべき姿を思い出させてくれます。

自信喪失　イランイラン

自分自身のエネルギーが低下している時には、周りの人が立派に見えて自分に自信がなくなってしまうことがあります。イランイランのパワフルな香りは、大地のエネルギーを与えてくれて、地に足をつけ、自信を取り戻すことを助けてくれます。

緊張　フランキンセンス

仕事中は初対面の人に会う機会が多く、緊張の連続です。緊張している時は呼吸が浅くなり、集中している時は呼吸を止めていることさえあります。呼吸はエネルギーを外からとりこみ、自分の中のエネルギーを動かしてくれる大切な機能です。フランキンセンスは浅くなった呼吸を深く、息苦しさを一掃してくれます。深く吸って、大きくため息をついてみましょう。

頑固さ　ユーカリ

時には自分の考え方に固執して、人の言うことに耳を貸せなくなることがあります。それが続いてしまうと自分自身の中で空回りして、エネルギーがよどんでしまうことになります。ユーカリのシャープな香りは滞ったエネルギーを循環させ、固まってしまった心や身体を再び活性化してくれます。

人間同士の交流の中では、なんとなく感じ取ることが出来る「エネルギー」の交流が無意識のうちに行われています。科学的に証明されていないからといって軽視できないものです。嫌な気分になったり、元気になったり、気分が変化することはエネルギーの状態の変化といってもよいでしょう。

人間関係で嫌な思いをしたときに、「気分を変えなくては」と頭で思っても、なかなか変化させることは難しいものです。しかし嫌なエネルギーを受けてしまったと考えて、それを浄化する方法を行えば、自分の意志で変化させようとすることより容易に気分を変えられることがあります。

気分を変えたいときに皆さんは何をしていますか？　外の空気を吸ったり、お茶を飲んだり、おしゃべりしたり、自然のあるところに行ったり、煙草を吸ったり、方法はいろいろあると思います。それはエネルギーの状態をなんとかチェンジさせようとする行動ともいえるのです。リセットしたりクリアにするということでしょうか。

アロマテラピーはエネルギーの状態をリセットしたり、クリアにしたりすることは得意分野といってもよいでしょう。音楽で気分が変えられるように、五感に働きかけて、なおかつ本能的な部分に働きかけるアロマテラピーは、エネルギーのシフトチェンジを行う強力な力を持っています。

人間の心の状態は複雑なものです。自分の心の状態にあったものを選ぶための参考として、マイナスの感情にたいしてバランスをとってくれる精油をいくつか紹介します。最終的には自分の「鼻」に聞いて自分が心地よいと思うものを選んで下さい。

気分を変えたい時には、精油の「香り」を利用しますので、ハンカチやティッシュに1滴たらして、深呼吸とともに香りを吸入します。香りとともに身体の中にエネルギーが入り、嫌な気分を追い出してくれるイメージをしてみましょう。イメージの力はとても大切です。何もないところでイメージを作るよりは、香りがありますので、イメージを描きやすいと思います。香りから色や光が連想される人もいるでしょう。または、さわやかな高原や山などの風景をイメージする人もいるでしょう。もし、何も浮かばなくても香りを味わうだけでも大丈夫です。

オフィスで出来る精油の利用法1 ～芳香浴～

森を歩き、さわやかな空気に触れ、土や木の匂いやエネルギーを感じることを「森林浴」と言います。それと同じように、部屋に精油を香らせて、その中に身を置くことを「芳香浴」と言います。

《カップと熱湯を使う方法》

いらなくなったマグカップなどを芳香浴用として使います。カップに熱湯を注ぎ、精油を2～3滴垂らします。熱湯の熱で精油成分が空気中に拡散されます。わざわざアロマポットを使う必要はありません。

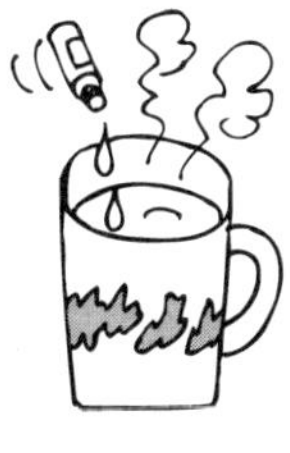

《アロマポットを使う方法》

インテリアとしての機能も求めるのであればアロマポットを利用するのも良いでしょう。電気タイプのものと蠟燭タイプのものがあります。電気のほうがライトとしても使用でき、火の心配がないので使いやすいと思います。

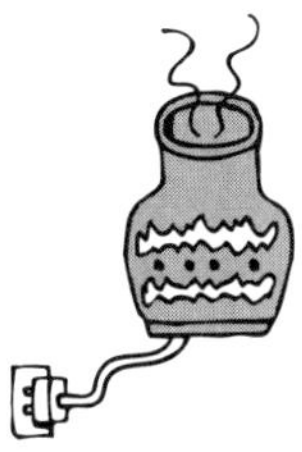

◎お手入れ方法

カップもアロマポットもお手入れ方法は簡単です。中性洗剤で洗えば良いのですが、もし、精油が付着してべとつくような時は、消毒用アルコールでふけばきれいに落ちます。市販のウェットティッシュを利用することも出来ます。

FAQ 1 芳香浴をする時に、精油を数滴垂らしても、すぐに匂いがなくなってしまうのですがどうしたら良いのでしょう？

Ⓐ 香りがしなくなったからといって、どんどん精油を足すことはしないで下さい。熱湯や蠟燭の熱で、精油成分は空気中に拡散されています。匂いを感じなくても効果は得られます。たくさん足すことで、逆に気分が悪くなることもありますので、追加する時は、時間をあけて下さい。また、時々空気の入れ替えをすることも大切です。

私達の嗅覚は、同じ濃度で香りを嗅いでいてもだんだん慣れてきて匂いを感じにくくなります。また、人工の芳香剤などは香りを持続させるための工夫がされていますので、長く強い香りが持続するのです。嗅覚や精油の性質などから考えると、匂いを感じないから効果がないのではないということを知っていただきたいと思います。

もし、天然精油で香りをより長く持続させたいと思ったら、サンダルウッドなどの重い香りのものと一緒に使用します。重い香りが保留剤となって、香りの持続性を高めてくれます。

オフィスで出来る精油の利用法2 ～レスキューアロマグッズをつくる～

精油を持っていても、なかなか外に持ち歩くのは億劫になってしまうもの。また、精油そのもの

参考　エッセンシャルオイルのノートと揮発速度

ひとつの精油にはたくさんの種類の芳香成分が入っています。時間が経つと香りは徐々に変化して行きます。それは、成分の揮発速度の違いによります。例えば、ペパーミントは最初、シャープでスッキリと涼しい香りですが、時間がたつにつれて甘い香りに変わってきます。下の表でトップノートに分類されているものは、早く揮発する成分を多く含んでいます。

トップノート	香りの揮発が早いもの	グレープフルーツ、スイートオレンジ、スイートマジョラム、ティートリー、バジル、ペパーミント、ベルガモット、マンダリン、ユーカリ、レモン、レモングラス、ローズマリーなど
ミドルノート	中　間	イランイラン、クラリセージ、ジュニパー、ゼラニウム、ネロリ、ラベンダー、ローズオットー、ローズウッド、ローマンカモミールなど
ベースノート	香りの揮発が遅いもの	アトラスシダーウッド、アンジェリカ、コパイバ、サイプレス、サンダルウッド、ジャスミン、パチュリ、フランキンセンス、ベンゾイン、ミルラなど

を瓶で持ち歩くと、気温など環境の変化で劣化を早めてしまうこともあります。気軽に外で使うには、スプレーにして持ち歩くのが便利です。少し手間はかかりますが、精油を利用して自分用のストレスケアグッズをつくる時間も、ちょっとした癒しの時間になります。是非、トライしてみて下さい。

レスキューアロマグッズをつくる①

《携帯用フレグランス》

イライラを鎮めて幸せな気分にする

ローズオットーのレスキューアロマ（5 ml）

用意するもの／携帯用香水瓶、無水エタノール、ローズオットーの精油

(1)瓶に無水エタノールを5 ml入れる。

(2)ローズの精油を10滴入れ、よく振って出来あがり。

手首の内側にシュッと吹きかけて使用します。

レスキューアロマグッズをつくる②

《エアフレッシュナー》

心身にエネルギーを取り戻す

レモンのレスキューアロマ（約50 ml）

用意するもの／スプレーボトル、精製水、無水エタノール、レモンの精油

(1)スプレーボトルに無水エタノール少量（3 ml程度。目分量でＯＫ）と、レモンの精油を10滴入れてよくかき混ぜます。

(2)精製水を50 ml入れて、よく振ってかき混ぜて出来あがり。

自分の周りを香りで囲むように、2～3回スプレーします。

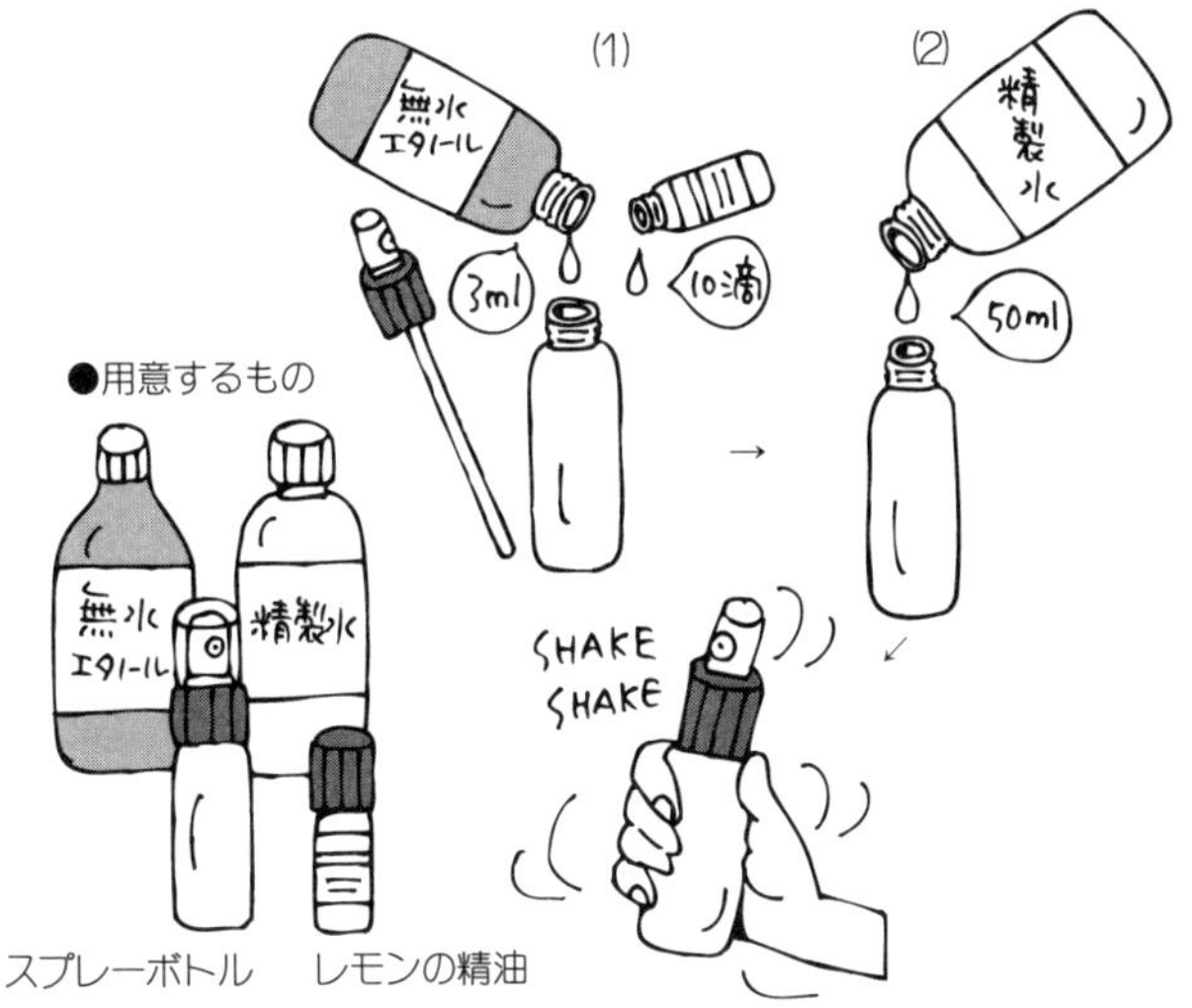

《エアフレッシュナー》

番外編

心に効くフラワーエッセンス「バッチのレスキューレメディー」

代替療法のところで紹介しましたが、花のエネルギーを写しとったフラワーエッセンスは感情的なトラブルに効果を発揮します。ブランデーやビネガーがベースになっていますので、それをお茶に2〜4滴入れて飲むことで、感情の乱れを落ち着かせてくれます。フラワーエッセンスにもたくさんの種類がありますが、バッチフラワーレメディーの「レスキューレメディー」が仕事中のいざというときには役に立ってくれるでしょう。ショックな出来事の後やパニックを起こしそうな時に、感情の乱れを元の状態に回復させるのを促進してくれます。

FAQ 2

「エッセンシャルオイル」と「フラワーエッセンス」はどう違うのですか?

Ⓐ　どちらも液体で瓶に入っているので、違いが分かりにくいのですが、全く違うものですから使い方を間違えないで下さい。

◎エッセンシャルオイル…　これは、アロマテラピーで使用する「精油」と呼ばれるものです。高濃度で植物の匂い成分が含まれています。**基本的には直接肌につけたり飲んだりはしません。**

◎フラワーエッセンス…　植物の「エネルギー」を水に写したものです。水が腐敗しないように、ブランデーやビネガーがベースとなって商品化されています。**実際に植物の成分は入っていません。**使用方法はお茶などに数滴垂らして飲みます。

環境を整える

◉職場の嫌なニオイ対策

部屋に入った瞬間に感じる空気の淀んだ感じも、しばらくいると慣れてしまいます。でも、無意識に身体にはストレスになっているはず。空気の入れ替えをしながら、身の回りをちょっとお掃除してみましょう。バケツや洗面器に水を汲んで、ペパーミントの精油を2~3滴垂らします。よくかき混ぜてから雑巾を絞り、それで机の上などの拭き掃除をします。除菌効果があると同時に、気持ちもリフレッシュでき、集中力も高めてくれます。

◉風邪の季節に空気清浄

風邪やインフルエンザの季節になると、会社中でみんなが感染して行きます。空気の入れ替えが可能なオフィスならば、こまめにした方が良いでしょう。寒い季節は時間を決めて3分でもいいから、一気に窓を開け、空気を入れ替えましょう。また、精油ではユーカリやティートリーが菌やウイルスの増殖を防いでくれます。少し、さわやかな香りにしたい場合は、さらにレモンなどをプラスしましょう。カップに熱湯をそそいで精油を垂らすことで、空気中に精油成分を拡散することが出来ます。また、スプレーをつくっておけば、必要なときに手軽に利用できるので便利です。

レスキューアロマグッズをつくる③

《空気清浄スプレー》

空気清浄とともに、スッキリした香りで
　室内をさわやかにするスプレー

用意するもの／精製水（いざというときは、水道水でもOK）、無水エタノール（いざというときは、消毒用アルコール、ウォッカなどでもOK）、スプレー容器 50〜100ml など手に入るもの、精油（ユーカリ、ティートリー、レモン）

作り方（100mlの場合）

(1)スプレー容器に無水エタノールを少量入れます。精油を溶かすためなので、少しでよい（全体量の3〜5%）。全体量が100mlの場合、3ml程度。

(2)精油を1%以下の濃度になるように入れます。全体量が100mlなら、20滴まで入れる事が出来ます。

＊精油は数種類をブレンドしても良し、単独でも構いません。

〈レシピ例〉

無水エタノール		3ml
精製水		97ml
精油…ユーカリ		10滴
	ティートリー	5滴
	レモン	5滴

精油使用の基本

精油1滴＝0.05 ml
5 mlの水に対して1滴入れると1％濃度になります。
ですから、100 ml÷5 mlで20滴となります。

◎精油の購入方法
・信頼できるショップで購入する。
・100％ピュアな「エッセンシャルオイル」または「精油」と表記のあるものを購入する。
・フレグランスオイルやポプリオイルと間違って購入しないように注意。

◎使用上の注意点
・精油は原液のまま、皮膚に塗らない。
・目に入れたり飲んだりしない。
・皮膚に塗布する場合は基本的にキャリアオイルで1％濃度に希釈して使用する。
・柑橘系の精油を皮膚に塗布したあとに紫外線にあたらない。

◎保存上の注意点
・紫外線、高温多湿を避けて保管する。
・開封後、柑橘系は半年、他は一年を目処に使い切る。
・誤飲などを防ぐために子供やペットの手が届くところには置かない。

◎その他
・皮膚の弱い方はパッチテストを行ってから使用をはじめる。
・妊婦や疾患を持つ方は専門家に相談する。
・子供への精油使用は濃度を押さえて使用する。

FAQ 3　フレグランスやスプレーの使用期限はどれくらいですか？

Ⓐ アルコール（エタノール）の濃度が高いほど、品質保持期間が長くなります。

◎フレグランス … エタノールの濃度約95％ですので、半年間は大丈夫です。時間が経つほど香りがまろやかになります。

◎スプレー … エタノール濃度が3〜10％程度ですので、1ヶ月を目安に使い切りましょう。

ストレスケア

実践2 ストレス状態へのケア～5分で出来るレスキューアロマ～

短時間で出来るレスキューアロマ

不　調	代表的な精油	使用方法	ホームケア
頭　痛	ペパーミント	吸入、ハンドバス	ラベンダーで入浴
肩こり	レモングラス	温湿布、ハンドバス	入浴、肩のマッサージ
疲労感	ローズマリー	吸入、ハンドバス	入浴、全身マッサージ
食欲不振	グレープフルーツ	吸入	腹部のマッサージ
緊　張	ベルガモット	吸入	入浴、マッサージ
怒　り	ローズ	吸入	入浴、胸部のマッサージ

＊ベルガモットは皮膚に塗布後、4～5時間は紫外線に皮膚をさらさない。

家でじっくりアロマケア

不　調	代表的な精油	使用方法
冷　え	ローズマリー	フットバス、マッサージ
むくみ	サイプレス	フットバス、マッサージ
生理痛	クラリセージ	マッサージ（腹部、仙骨）
不　眠	マンダリン	入浴、マッサージ（頸椎、肩）
不安感	ネロリ	吸入、マッサージ
抑うつ	ローズ	吸入、マッサージ

オフィスワーカーを悩ませる症状を撃退

頭痛

ペパーミント

集中して仕事を続けすぎると、肩・首・頭部の筋肉が緊張し頭痛を引き起こします。後頭部を中心に重い感じがあり、首や肩のこりがある時には、エネルギーの滞りをペパーミントが解消してくれます。

その他の効果的な精油：バジル

『ペパーミントの吸入』
ハンカチやティッシュにペパーミントの精油を1滴垂らして、ゆっくりと深呼吸をします。

『ペパーミントのハンドバス』
洗面器などにお湯を張ってペパーミントを1〜2滴垂らし手を温めます。お湯の温かさを感じながら、湯気とともに立ち上る香りを吸入します。

『ペパーミントのミツロウクリーム』
家であらかじめミツロウを使った携帯用のクリームを作成します。完成したクリームは、頭痛の時にこめかみに塗ります。また、肩こりや首の痛みなどにも利用できます。

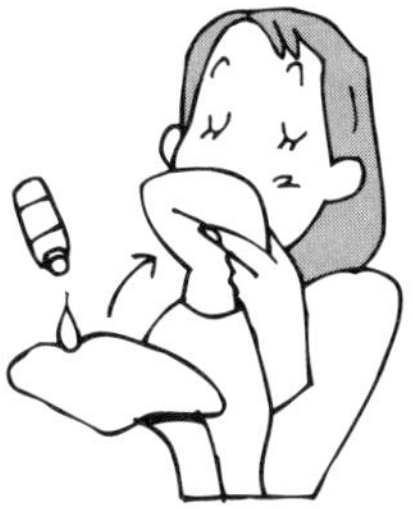

ペパーミントの吸入

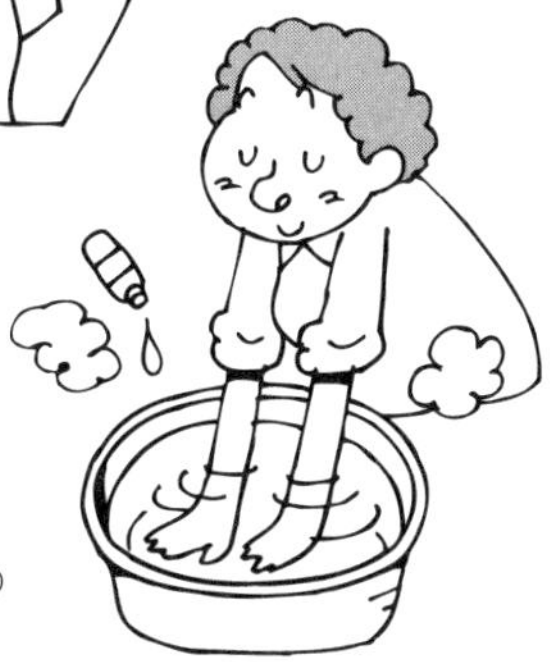

ペパーミントのハンドバス

レスキューアロマグッズをつくる④

《ミツロウクリーム》

用意するもの／ミツロウ、ホホバオイル、精油、クリーム容器、ビーカー、竹串または楊枝、片手鍋

作り方（30 mlの場合）

(1)ビーカーにミツロウ5gとホホバオイル25 mlを入れます。

(2)片手鍋にお湯を張って、ビーカーを入れて湯煎し、ミツロウが溶けたら、火から下ろします。

(3)クリーム容器に溶けたミツロウを半分注ぎます。

(4)精油を6滴いれ、すぐに残りのミツロウを注いで精油の揮発を防ぎます。

(5)竹串か楊枝でよくかき混ぜます。

(6)固まるまでそのまま置きます。自然に冷えて凝固したら出来あがり。

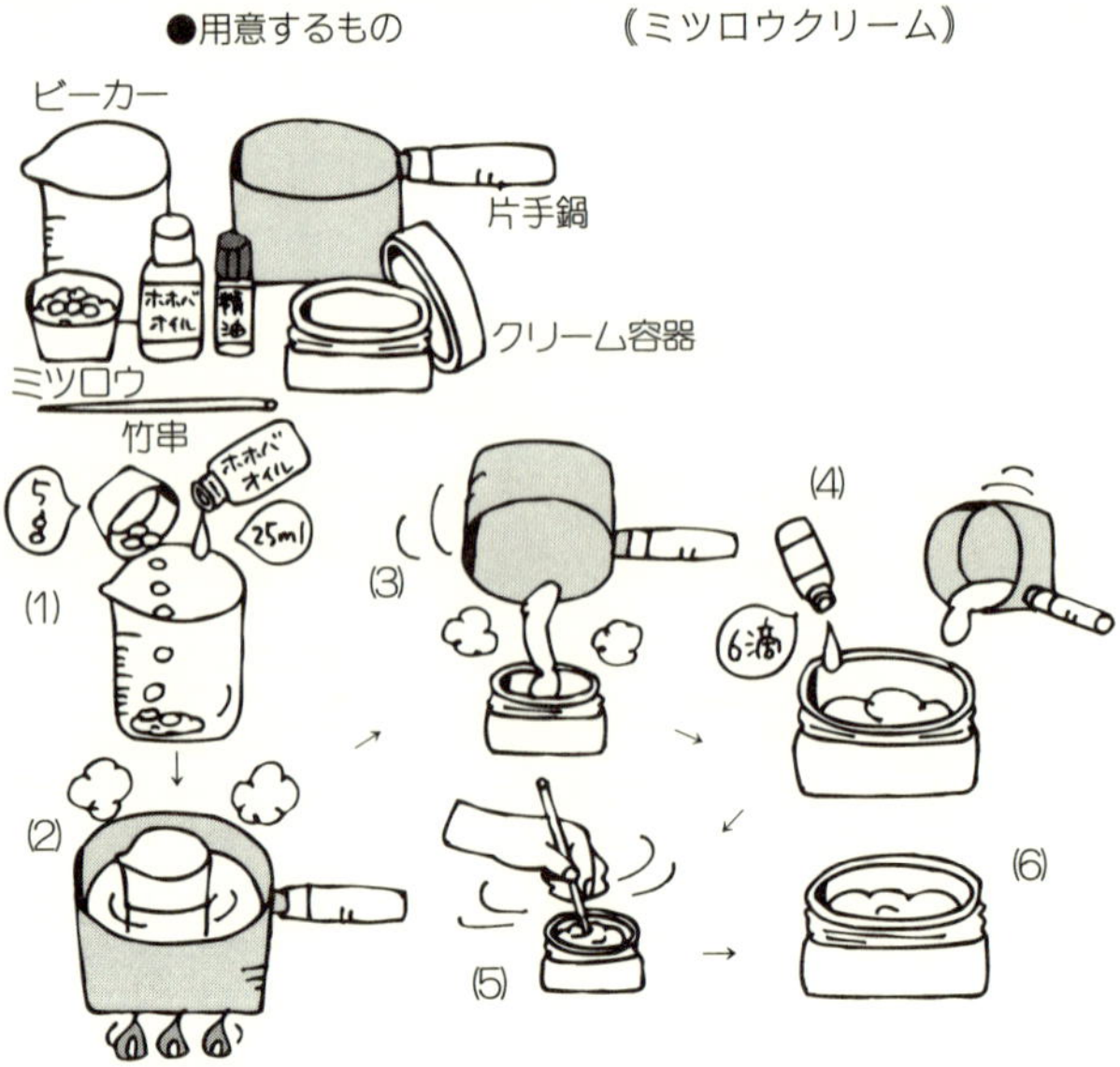

ラベンダー

ズキズキする偏頭痛の場合や、精神的な不安定さやストレスを感じている時はラベンダーが効果的。使用方法はペパーミントと同様です。また、ストレスを感じている場合はオフィスでのアロマテラピーだけではなく、帰宅後も入浴時や就寝前のマッサージなどでラベンダーを利用したホームケアを行ってみましょう。

その他の効果的な精油：プチグレン

目の疲れ

ラベンダー

デスクワークが続き、目の疲れを感じたらラベンダーを使って疲労した神経を休憩させましょう。

【ラベンダーの冷湿布】

灼熱感を感じるときは水を使って冷湿布をします。洗面器に水を汲んでラベンダーを1〜2滴垂らします。タオルを入れて絞ります。それを目の上に当ててしばらく冷やします。

【ラベンダーローションを使った冷湿布】

まず、家でラベンダーローションを作っておきます。目が疲れたらコットンに含ませて瞼の上において目を休めます。

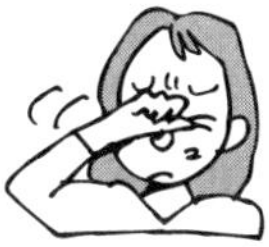

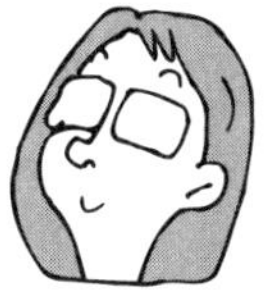

レスキューアロマグッズをつくる⑤

《ローション》

用意するもの／ローション用のボトル、精製水、無水エタノール、精油

作り方（100㎖の場合）

(1) ローション用のボトルに無水エタノールを少量入れます（3～5㎖程度）。

(2) そこに、精油を20滴入れ、よくかき混ぜます。

(3) 精製水（95㎖～98㎖）を加えて100㎖にします。

よく振って混ぜたら出来あがり。

肩こり

レモングラス

集中して仕事をしていると無意識に首、肩が緊

番外編　芳香蒸留水（フローラルウォーター）

精油を植物から抽出する過程で、植物の水溶性成分が溶けこんだ蒸留水が同時に作られます。それを「芳香蒸留水（フローラルウォーター）」と呼びます。精油の副産物ともいえますが、本来は芳香蒸留水を作ることが目的であり、精油の方が副産物だったともいわれています。中東や北アフリカの国々では、健康のためにローズやオレンジフラワーの香りのする芳香蒸留水を飲んだり、お菓子づくりに活用しています。日本では皮膚に塗布するものとして利用されており、飲料用には販売されていません。

アロマテラピーの専門店に行くと芳香蒸留水が売られていますので、これを自作のローションの代わりに使うことが出来ます。天然の植物成分が含まれており、目の疲れのケアだけでなく、男性も女性も洗顔後のお肌のケアに利用できます。種類はローズ、オレンジフラワー、ラベンダー、カモミールなどがあり肌質や使用目的で選ぶことが可能です。

張していることがよくあります。締切りが迫っていたり、責任感などのプレッシャーが首、肩を緊張させます。深呼吸をして肩の力を抜いてみましょう。それでも、長時間続いた緊張はなかなか抜けない時があります。そんな時はレモングラスがエネルギーの流れを取り戻し、さわやかで力強い香りが、心身のリフレッシュに役立ちます。

その他の効果的な精油：ローズマリー、ペパーミント

＊仕事中の姿勢に無理はないかをチェックしてみましょう。

＊机や椅子の高さはあっていますか？

『レモングラスの温湿布』

洗面器にお湯を入れて、レモングラスの精油2～3滴を落とします。タオルを入れて絞り、首や肩に当てます。仕事中は肩まで出すことは難しいと思うので、首の第7頸椎（首の後ろ側で、骨の一番出ているところ）にタオルを当てます。小さめのハンドタオルやハンカチ、コットンなどを利用してもよいでしょう。タオルが薄いとすぐに冷めてしまいますので、温湿布のタオルの上から、乾いたタオルをもう一枚乗せると温かさが持続します。お湯の温かさが身体に移動し、冷めてくるまでそのままにしておきましょう。何度かくり返し行うとより効果的です。

《温湿布》

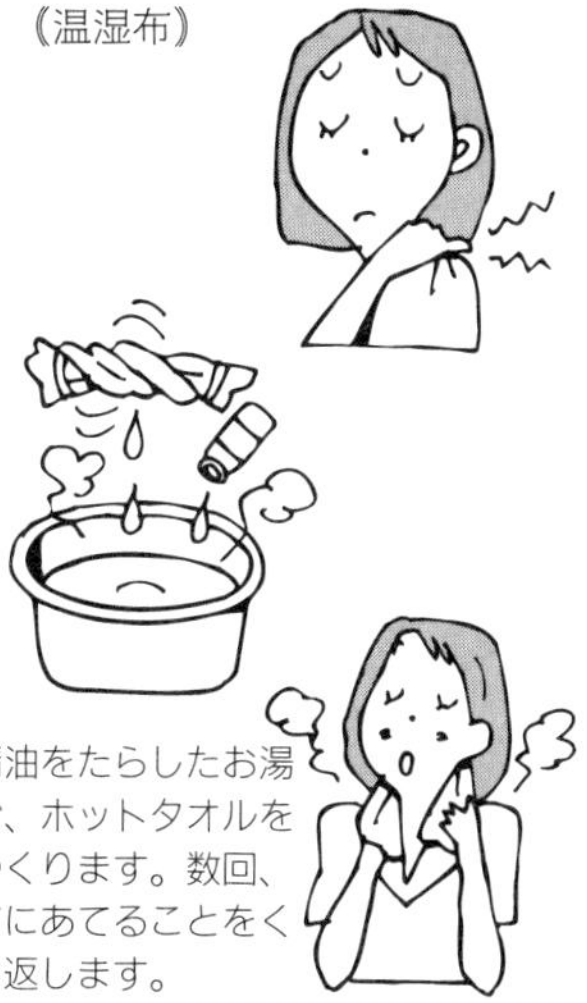

精油をたらしたお湯で、ホットタオルをつくります。数回、首にあてることをくり返します。

ネロリ

精神的なストレスが強い場合は、不安感を鎮めてくれるネロリを使ってみましょう。神経の緊張を鎮めると同時に、香りが心を安らかにしてくれます。

【ネロリの部分用マッサージオイル】

マッサージオイルを作成しておきます。少量手にとって第7頸椎の周辺を中心に首に擦り込みます。皮膚上のオイルが洋服の襟元につくことが心配な場合は、塗った部分にハンカチやティッシュをおき浸透するまでしばらく放置して下さい。

レスキューアロマグッズをつくる⑥

《部分塗布用オイル》

用意するもの／保存用ボトル、ホホバオイル、精油

＊ブレンドオイルはこまめに作ったほうがよいので保存用ボトルは小さめの物（30ml程度）を用意しましょう。

作り方（20mlの場合）

＊全身用のマッサージオイルは基本的には1％濃度で作成しますが、オフィスでは、手軽に利用出来るように部分的に塗る形で使用しますので、3％で作成します。

(1)保存用ボトルに20mlのホホバオイルを入れます。

(2)ホホバオイルに精油を12滴入れ、よく振ってかき混ぜます。

《部分塗布用オイル》

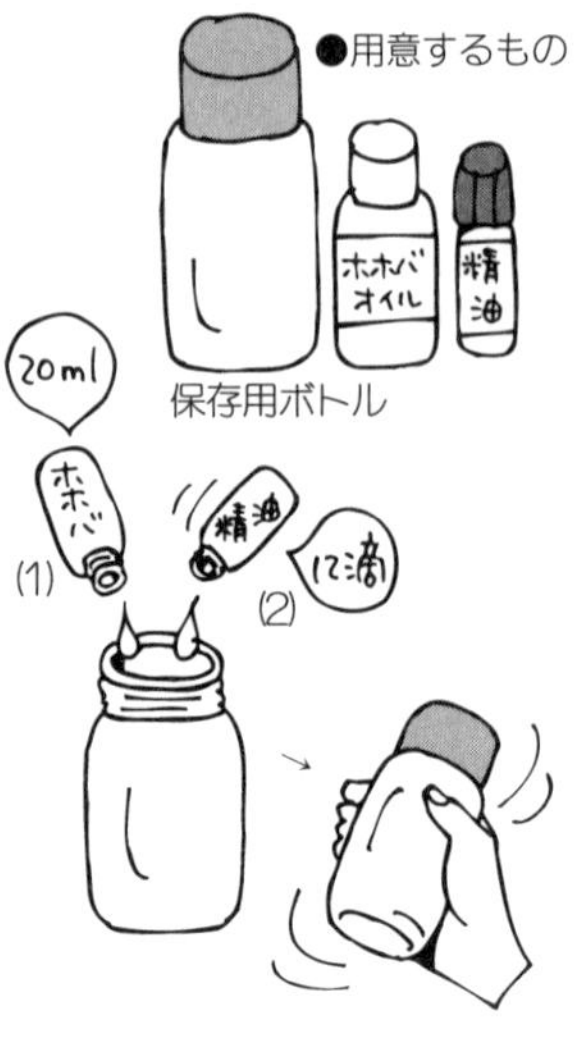
●用意するもの
ホホバオイル
精油
保存用ボトル
20ml
ホホバ
精油
12滴
(1)
(2)

眠気

レモン

午後の時間はお腹もいっぱいで、眠気が襲ってくることがあります。15分程度の仮眠をとると仕事の効率が上がるといわれています。出来ることなら、ちょっとだけ仮眠をとるのがベストですが…。頭をすっきりさせたいというときには、レモンの精油を吸入してみましょう。さわやかな香りが気分をリフレッシュさせてくれ、また、消化促進作用があるので昼食の消化を助けてくれます。

その他の効果的な精油：ペパーミント、ローズマリー

【レモンの吸入】
ハンカチやティッシュにレモンの精油を1滴たらして、ゆっくりと深呼吸します。

ストレスの注意信号

あまりがんばりすぎると、知らないうちにストレスが身体に蓄積されて行きます。以下のような症状が出てきた時には、ホームケアを実践したり、アロママッサージを受けてバランスをとってみましょう。しかし、2週間以上同じような症状が続くようなら心療内科などで健康状態をチェックしましょう。

疲労感

ローズマリー

がんばりすぎてエネルギーが枯渇してしまった時には、ローズマリーに助けてもらいます。吸入やハンドバスを利用して、滞りがちなエネルギーを流します。ローズマリーの香りに浸りながら深呼吸をしてみましょう。身体が固まって

しまい、呼吸も浅くなっているかもしれません。足首や膝、腰、肩、首などの関節をゆっくりと動かして、硬直を取って流れをとり戻します。

その他の効果的な精油：ペパーミント、レモン、ベルガモット

食欲不振

グレープフルーツ

食事の時間になってもお腹が空かない、何か食べたいと思わない。ストレスの影響で自律神経のバランスが乱れたり、胃が緊張し動きが悪くなっている可能性があります。グレープフルーツを吸入してみましょう。息を吐く時にはため息をつくような感じで、お腹の緊張を緩めます。また、消化器系の不調には、ハーブティーも効果的ですので併せて紹介します。

その他の効果的な精油：レモン、ペパーミント

＊ハーブティー…ペパーミント、スパイスティー

その他の消化器系の不調

胃もたれ／便秘／下痢

ペパーミント、バジル、レモン

消化器系はストレスの状態が反映されやすいデリケートなところです。自律神経のバランスの崩れや、からだの緊張から、消化管の動きが乱れたり、消化液の分泌が不安定になり、正常な消化吸収活動が妨げられてしまいます。胃腸は食べたものだけではなく、「感情」や「思い」などもそこで消化吸収していると言われています。腑に落ちないことがあったり、なにかモヤモヤしているような時に、食欲がわかず、食べても胃もたれてしまったという経験はありませんか？　いずれの場合にも消化器系のバランスをとってくれる精油を利用します。オフィスに

番外編　ハーブを利用する

　胃腸の調子が悪い時には、ハーブティーを利用することをお勧めします。ハーブティーというと嗜好品のようなイメージがあるかもしれませんが、お茶も「茶剤」「浸剤」「煎剤」といって薬の形態のひとつです。ハーブは医薬品ではありませんが、胃腸の調子を整えてくれる効果を持っています。ティーバックになっているものを使えば、オフィスでも気軽に実践することが出来ます。また、最近ではタブレットやカプセル状のもの、チンキ剤などハーブの有効成分が濃縮されたサプリメントも増えています。

《ハーブティーの入れ方》

緑茶や紅茶を入れるのと同じ要領です。日本茶の急須や紅茶のストレーナーを利用してもなんの問題もありません。一人分を入れるには、茶漉しつきのマグカップが手に入りますので、オフィスなどでは使いやすいと思います。

(1)葉を適量（一杯分＝一つまみ）入れたら、熱湯を注いでふたをします。

(2)必要な成分を抽出するのに、五分間は待ちましょう。

※種子や根など固いものは煮出すのがベスト。

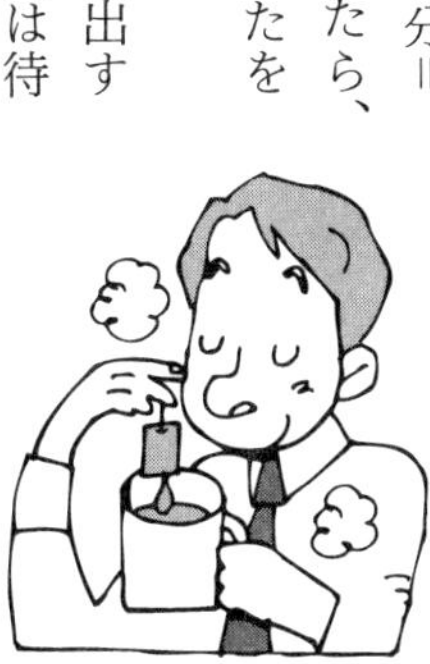

おいては、吸入するのが一番簡単な方法です。可能であれば部分塗布用オイルを作成しておき、仙骨部分や腹部にぬるとより効果的です。

＊ハーブティー…ジャーマンカモミール、ペパ

ーミント、フェンネル

不眠

マンダリン

ストレスが強くかかると自律神経のバランスが乱れ、一日のリズムも乱れてきます。夜寝つきが悪くなったり、睡眠が浅くなってきたら注意信号です。ストレスの原因と思われるものを取り除くことを心がけます。マンダリンで入浴などを行ってみましょう。または、生体リズムを整えるために、朝はローズマリー、夜はラベンダーでそれぞれ芳香浴を行う方法もあります。

その他の効果的な精油：ラベンダー、ネロリ

＊寝る直前までパソコンやTVの画面を見ることを控えましょう。

＊朝起きたら太陽の光に当たるようにしましょう。

＊適度な運動やストレッチをする、マッサージを受けるなど身体の緊張をほぐしましょう。

＊ハーブのサプリメント…セントジョンズワート、パッションフラワー、バレリアン

【マンダリンの部分マッサージ】

お風呂上りに、首の後ろを中心にマンダリンの部分塗布用オイルを擦り込みます。

【マンダリンで入浴】

マンダリンの精油を湯船に2～3滴垂らしてよくかき混ぜ、ゆっくりとお湯につかります。天然塩を利用して、バスソルトを作ることも出来ます。

レスキューアロマグッズをつくる⑦

《バスソルト》

お風呂の中は、精油の効果を充分に活用できる良い条件がととのっています。天然塩を利用して、からだにやさしいバスソルトを作ってみましょう。

天然塩は体の中の毒素排泄に役立ちます。
用意するもの／天然塩、精油
作り方（1回分）
天然塩50gに精油を5滴入れてよくかき混ぜます。
＊数回分をまとめて作り置きしてもＯＫです。
＊バスソルトは全身浴だけでなく、フットバスやハンドバスなど部分浴の時にも使用できます。

《バスソルト》

●用意するもの

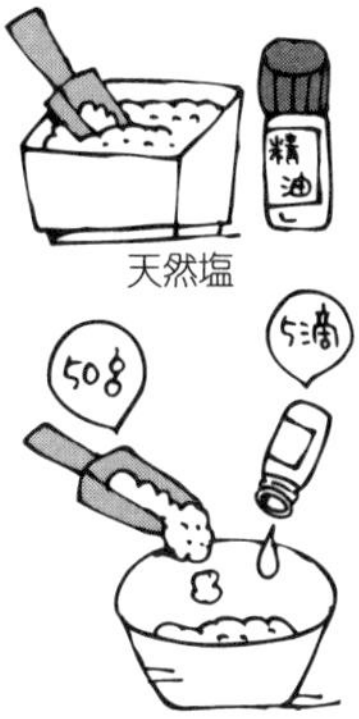

ストレスを感じたときのホームケア

オフィスで出来るレスキューアロマを中心に紹介しましたが、これらの症状が見られたら家でのセルフケアも心がけましょう。

1 休養をとる。
忙しいかもしれませんが、休養をとる努力をしてみて下さい。仕事中の5分の休憩からはじめてもよいのです。とにかく、少しでも頭や身体を休める時間をつくってみましょう。

2 気分の切り換えをする。
休む時間をつくったら、「香り」を使って気分の切り換えをしてみましょう。短い時間ならなおさら、素早く気分転換をしたいものです。

3 身体の緊張状態を緩める。
気分を変えて、仕事モードから自分のペースに戻ったら、次頁を参考に自分の身体に緊張がないかをチェックしてみましょう。
身体の仕組みはとてもよく出来ています。腰を入れて動くと、その動きは全身に効率よく伝わる仕組みになっています。しかし、様々なストレスから、自分の「中心」から動くことを妨げられてしまいがちです。また、身体の各所にブロックをつくり、動きの波を妨げてしまっています。最初は自分の緊張を感じられないかもしれません。しかし、ほんの5分でも毎日行ってみてください。徐々に身体が学んでいきます。緊張が認識できれば自分自身でのコントロールも容易になってきます。

《家での気分転換に》

フランキンセンス

フランキンセンスは古代から宗教儀式に使用されてきた香りです。日常から離れて神聖な気分にさせてくれるもの。なかなか、仕事のペースのまま流れを止められない時に、この香りが非日常的な空間をつくる手助けをしてくれます。

＊他にも、音楽を利用するなど、五感に訴えかけるものを利用すれば、気分転換を容易にしてくれます。

4 心が安らぐものに触れてみる。

ストレスに対する反応の根底には、恐怖感や不安感が存在しています。家族や友人、植物や動物など心を和ませてくれるもの、安心感を与えてくれるものに触れてみましょう。心にエネルギーを取りもどさせてくれます。人間の生物としての記憶をたどれば、森の中や洞窟の中が敵から身を守り、休息のとれる場所でした。何をしたらよいか分からない時には、近くの公園など、木のあるところに出かけてみましょう。

＊森林を思わせる精油…パイン、サイプレス

◎簡単な身体の緊張チェック

無意識に使っている身体は、知らないうちに色々なところに緊張をため込んでいます。先ずは、自分の身体の感じを観察してみましょう。

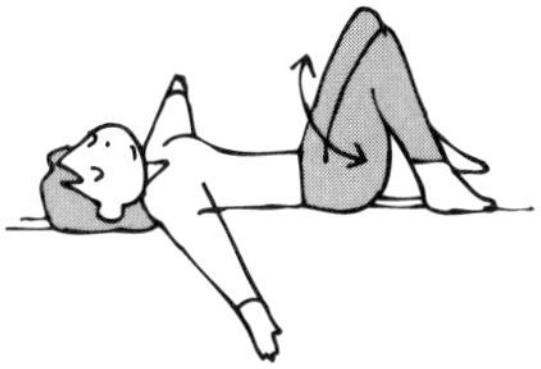

(1)仰向けに寝てみます。

(2)膝を立てます。そのときに足の裏や床に接している腰は左右同じく重心がかかっていますか？

(3)ゆっくりと少しだけ腰の重心を右〜左へ移動してみましょう。ゆっくりと同じ動きを続けます。膝も左右に振れるはずです。

(4)左右に重心を動かした時に、その腰の動きは頭まで伝わっていますか？　伝わっていないとしたら、腰や背中、首に緊張があります。腰の動きが身体のどこに、どう伝わっているかをチェックしてみましょう。

(5)動きが伝わらないようだったら、伝わる程度に大きく左右に重心を移動してみましょう。腰の動きが背骨を通って頭まで伝わりましたか？　腕はどうでしょう？

(6)動きの伝わりを感じたら、左右に動かす腰の動きをだんだん小さくしてみて下さい。小さくしても動きが全身に伝わるのを感じられますか？　感じられたら、最初よりも緊張が解放されていることになります。

働く女性のためのアロマ

女性は月経があるため、体内のホルモンバランスが約一ヶ月周期で大きく変動します。また、男性よりも自律神経系や内分泌系の反応が敏感なので、ちょっとしたストレスが月経周期やホルモンバランスを乱します。ストレスフルな環境で働く女性は、自分の身体のリズムを理解し、上手にストレスのコントロールをする必要があります。月経時にはその時の生活習慣や状況が反映されます。月経関連の不調があるときには、一ヶ月間の食事、睡眠、入浴、ストレス状態などについてチェックしてみることをお勧めします。

●この一ヶ月の生活をふり返ってみましょう。

＊食事の内容はバランス良くとれていましたか？

＊夜はよく眠れていましたか？

＊シャワーだけで済ませずに、きちんと湯船に入っていましたか？

＊ストレスの原因になるようなことはありませんか？

月経前症候群

月経の一週間～数日前になると、イライラし、落ちこみなどの精神的な症状、または、頭痛、肩こり、腰痛など身体の症状が見られることがあります。これはホルモンバランスの変動によるものです。

◎イライラ…**ローマンカモミール**（吸入、芳香浴、部分マッサージ／後頸部）

◎落ちこみ…**ローズオットー**（芳香浴、部分マッサージ／後頸部）

◎頭痛、肩こり…**バジル**（部分マッサージ／後頸部、肩、仙骨部）

＊ハーブのサプリメント…チェストベリー

月経痛

クラリセージ

月経時の子宮筋の収縮、痙攣によって痛みが生じます。クラリセージはストレスによる心身の緊張を緩和し、幸福感を与えてくれると同時に、痙攣や痛みを和らげてくれます。

その他の効果的な精油：ラベンダー、バジル

【クラリセージの部分マッサージ】

クラリセージの精油をブレンドした部分塗布用オイルを下腹部や仙骨部に擦り込みます。ホットタオルや入浴などで温めてから行うと、より効果的。仕事中で腹部に塗ることが難しい場合には、首の後ろや手首や肘の内側に擦り込んでみましょう。

＊月経痛の時は温めることも大切です。腰周りを冷やさないように、ひざ掛けを利用したり、携帯用カイロで温めましょう。

＊ハーブティー…ジャーマンカモミール、ラズベリーリーフ

足のむくみ

サイプレス

むくみは様々な要因で身体の水分調整がうまく行かなくなって起きるものですが、秋冬の寒い時期や梅雨など、湿気の多い時期にむくみを訴える人が多くなります。サイプレスは滞った水分や老廃物を除去してくれる効果があります。冷えを伴う場合には、冷えに効果のある精油をブレンドして使用してみましょう。

その他の効果的な精油：ジュニパー

【サイプレスでフットバス】

洗面器にお湯を入れて、サイプレスの精油を2～3滴垂らし、よくかき混ぜてから、足を入れて

温めます。

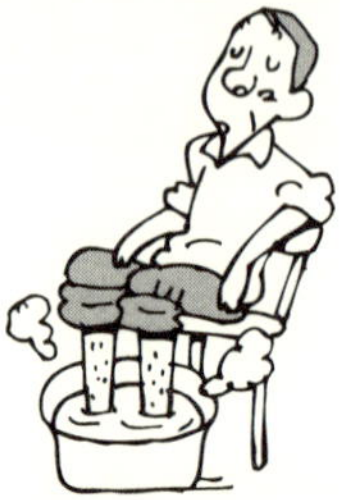

《フットバス》
精油を入れて
5～10分お湯
につかります。

《サイプレスでオイルマッサージ》
サイプレスをブレンドしたマッサージオイルで膝から下をマッサージします。

レスキューアロマグッズをつくる⑧

《ボディマッサージ用オイル》
広い面積をマッサージする場合にはオイルの濃度は1％にします。
用意するもの／保存用ボトル、ホホバオイル、精油

作り方（20 mlの場合）
(1)保存用ボトルに20 mlのホホバオイルを入れます。
(2)ホホバオイルに精油を4滴入れ、よく振って混ぜます。

冷え

ローズマリー

手足の冷えが気になる時には、ローズマリーを利用してハンドバス、フットバスを行います。そのあとにマッサージをすればより効果的。
＊お腹や腰など体の中心が冷えている時には、生理痛や胃腸のトラブルも起こりやすくなりますので、ゆっくりと入浴をしましょう。
＊身体の芯からリラックスできる香りを選んで使用するのも効果的です。

番外編　ショウガ湯

インド医学のアーユルヴェーダでは、ショウガは万能薬として様々な不調に活躍します。特に、食欲不振や冷えの時、身体に毒素が蓄積された時などには頻繁に使用されます。ショウガはもちろんお料理に使用して摂取してもよいのですが、ショウガ湯としてとれば手軽です。

《ショウガ湯のつくりかた》

すりおろしたショウガ、ティースプーン半分をカップに入れてお湯を注ぐだけです。

＊作り置きしたい場合は…

ショウガを全部すりおろし、ラップの上に板状にして冷凍します。必要なときに割って使用します。お料理にも使用できます。

＊オフィスに持っていきたい場合は…

ショウガのパウダーが手に入りますので、パウダーにお湯を注いで飲んでも効果は得られます。

季節のトラブル

風　邪

風邪は予防が大切です。免疫力が低下しないように、疲労感などが見られたら、早めに対処することが風邪の予防にも繋がります。特に、女性の場合は月経前や月経中は免疫力が低下しますので、バランスを崩さないようにケアをしましょう。

◎予防…**ティートリー**（空気清浄スプレー、吸入）

ラバンサラ（マッサージ／首、肩、胸部など）

＊ハーブティー…エキナセア、ローズヒップ

＊ハーブティーに塩をひとつまみ入れうがいをする。

◎咳…**ユーカリ**（部分塗布用オイル／胸部）

＊ハーブティー…のどの痛みにはジャーマンカモミール、発熱時にはペパーミント

花粉症

ユーカリ

鼻づまりや目のかゆみなどの症状が出ると、頭もボーっとして集中力がなくなります。鼻からの呼吸は脳にエネルギーを送ってくれるものです。つまっていては頭が働かないのも当然。顔や頭の部分に症状が集中しているので、頭や首も無意識に緊張状態にあります。それが余計に流れを悪くして、症状はますます悪化して行きます。ユーカリは鼻づまりを緩和すると同時に、滞ったエネルギーの流れを回復させてくれます。

『ユーカリの吸入』

ティーカップまたは洗面器に熱湯を注いでユーカリを1～2滴垂らし、蒸気を吸入します。バスタオルを頭からかぶると効果的。ユーカリの成分は目に染みることがあるので、目は閉じて行って下さい。

《蒸気吸入》

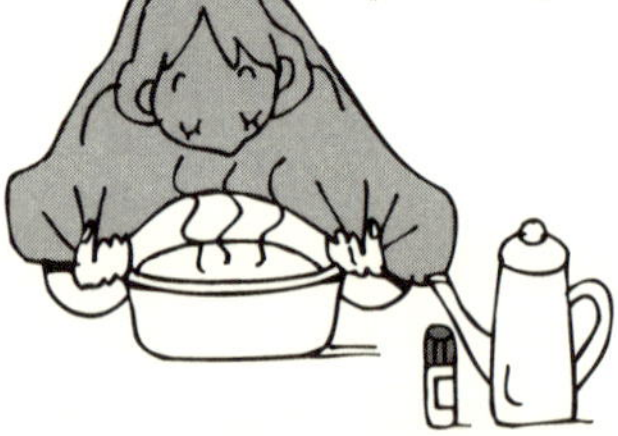

＊症状のある部分だけを気にするのではなく、足首、膝、腰、肩などの関節を回して、全身の流れを良くしてみましょう。

その他の効果的な精油：ペパーミント

＊ハーブティー…**ネトル**

7 レスキューアロマ実践編II「ストレスマネージメント」

ストレスマネージメント 実践1 セルフアウェアネス～自分を知る～

自分自身の健康管理をする上では、自分をよく知ることが必要です。しかし、自分自身とは生まれた時からのお付き合いですから、自分についてを客観的に見ることはなかなか容易ではありません。そんな時に役に立つのは東洋医学的な体質・気質の見方です。東洋医学では心と身体を一体としてみていますので、その人の気質＝体質でもあり、それによってバランスを崩した時に出やすい身体的症状などが予測できます。

自分自身の体質・気質を知るメリットは、自分の長所と短所を知ることが出来るということ、バランスが大きく崩れる手前で気づき、それを修正できるということがあります。また、アロマテラピー実践を行う上でも、単純に症状に合わせて選ぶだけではなく、体質・気質も考慮し、自分によりフィットした精油を選ぶことが可能になります。他の健康法についても、すべての人が同じ事をするのが良いわけではなく、体質・気質にあった健康法を行うことが大切なのです。

ここでは、自分の状態チェックを比較的簡単にできるアーユルヴェーダの体質論を紹介します。

アーユルヴェーダのトリドーシャ理論

これはインドの伝承医学であるアーユルヴェーダの考え方です。アーユルヴェーダでは3つのエネルギーで体質・気質とエネルギーバランスを測る「トリドーシャ理論」というものがあります。

宇宙に存在するものは全て、3つのエネルギー、すなわちヴァータ（空と風）、ピッタ（火）、カパ（水、土）の組み合わせで成り立っていると考える理論です。植物も人間の心身もこの3つのエネルギーが支えていると考えられ、個々人によって3つのエネルギーのバランスが違ってきます。それが個性となり、バランスが良いと長所に、アンバランスになれば短所となって現れるのです。

まず、表1で自分自身の体質・気質をチェックしてみましょう。ヴァータ、ピッタ、カパのどれが一番当てはまるかを確認します。体質・気質は受胎の時に決定され、生後の環境に影響を受けるといわれています。

◎ひとつが突出して多い場合
ヴァータ体質、ピッタ体質、カパ体質
◎2つがだいたい同じぐらい多い場合
ヴァータ・ピッタ体質、ヴァータ・カパ体質、ピッタ・カパ体質
◎3つがだいたい同じ割合の場合
ヴァータ・ピッタ・カパ体質（トリドーシャ体質）

となります。あなたはどの体質に当てはまりましたか？　一番多かったものがあなたの一番多く持っているエネルギーです。それは長所でもあり、短所にもなり得るものです。そして、あなたがバランスを崩しやすいエネルギーが分かります。多く持っているエネルギー、すなわちヴァータ体質

の人であればヴァータが一番不安定になりやすいことを示しています。表2を参照すれば、ヴァータのバランスが崩れた時にどうなるかが示されています。そして表3には精神面・行動面が記されています。

エネルギーバランスの見方としては、「もともと持っているバランス（体質・気質）を見る方法」と「現時点でのエネルギーバランスを見る方法」があります。基本的にはもともと多く持っているエネルギーが乱れやすいものですが、ときにはそうではないこともあります。例えば、ヴァータ・カパ体質の人でもピッタが一番乱れており、ピッタ様の症状が出ていることもあります。

表1は「もともと持っているバランス」をチェック、表2は「現時点でどれが乱れているか」をチェック、表3ではどんな行動が原因でバランスが乱れたのかをチェックすることが出来ます。

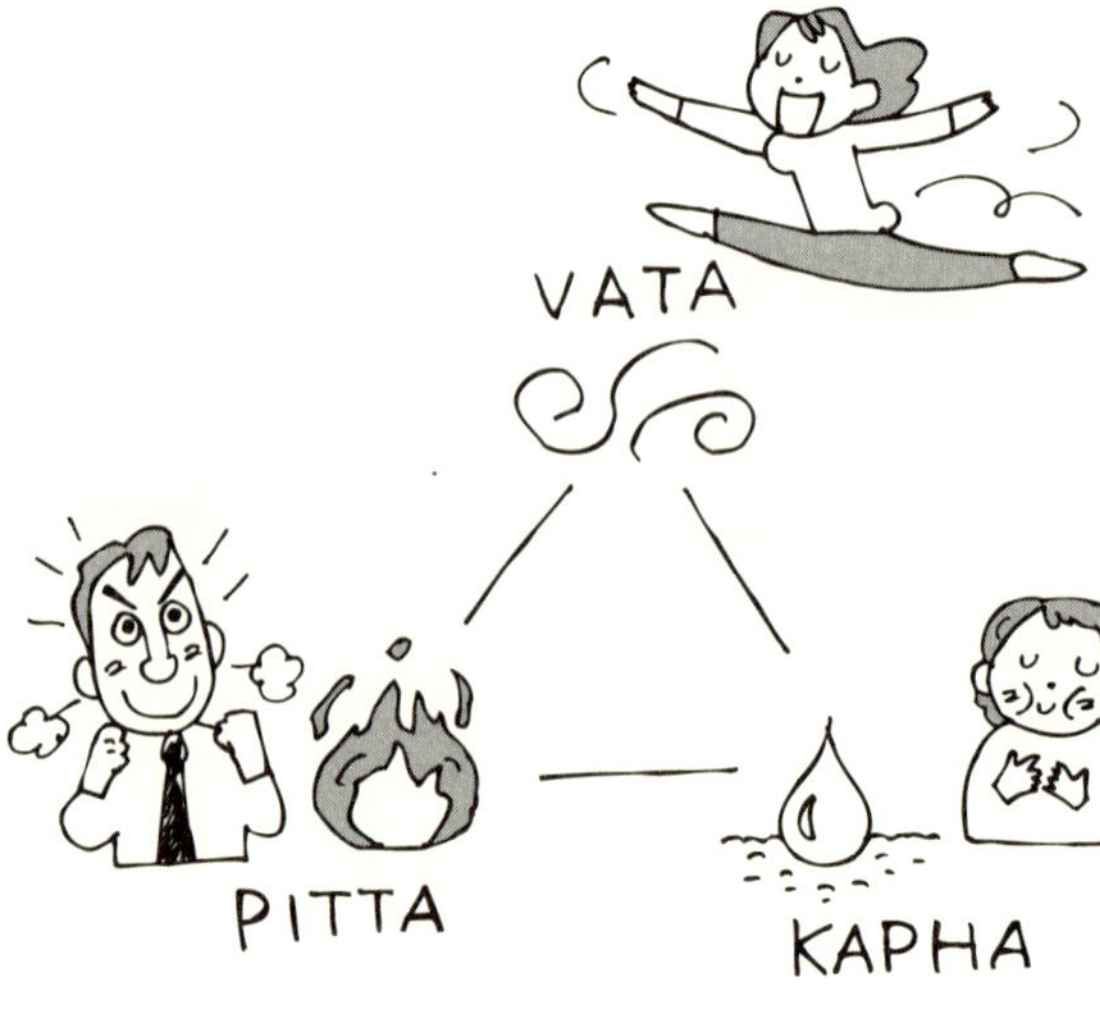

エネルギーバランスをとるには？

アーユルヴェーダにはエネルギーバランスにもとづく健康法が細かに記述されています。自分のエネルギーバランスと原因をチェックしたら、表5にある対処法に挑戦してみて下さい。アーユルヴェーダの健康法では、生活のリズム、五感を適性に使うこと、心の持ち方を重視しています。食事も栄養学的な視点ではなく、味覚で必要なものが示されていますので、自分の感覚で実践することが出来ます。

嗅覚を使うアロマテラピーも、五感を通してエネルギーのバランスをとる方法です。それぞれのエネルギーのバランスをとる香りをいくつか示しました。ヴァータが乱れると不安になったり神経質になりがちです。そんな時にはヴァータの「軽い」「冷たい」などの基本性質（表4参照）と反対の性質をもつ香りを選びます。「重く」「温かい」と感じる香りがヴァータを鎮めてくれます。選んだ精油は、芳香浴やマッサージなどで利用します。

表1　心身タイプのチェック

自分自身が生まれてから今までの傾向についてチェックして下さい。

Part1…体質

	項目	VATA《ヴァータ》	PITTA《ピッタ》	KAPHA《カパ》
1	行動	速い	正確	ゆっくり
2	話し方	早口、おしゃべり	話がうまい、正確	ゆっくり、ソフトな会話
3	歩行	軽い	安定	どっしり
4	体格	やせている、細い	中肉中背	肥満傾向
5	髪	縮れている、乾燥	柔らかく細い	濃い、油性
6	顔つき	卵型、のっぺり	赤い、しわが目立つ	白い、楽しそう
7	唇	乾燥している	炎症、湿疹ができやすい	厚くて大きい
8	歯	不揃い	黄色い	白く丈夫、歯並びがよい
9	眼	小さい、おく目	鋭い、充血しやすい	大きくきれい
10	皮膚	乾燥しやすい	赤くなりやすい	湿りやすい
11	爪	もろい	軟らかくピンク	厚くて強い
12	関節	ポキポキ鳴る 角張っている	非常に軟らかい 指がそり返る	強固でコンパクト
13	靭帯	明瞭	中程度	不明瞭
14	血管	浮き出て網状に見える	中程度	深い
15	腹部	やせていて硬い	中程度	太っていて柔らかい

Part2…気質・行動

16	記憶	憶えるのも早いが、忘れるのも早い	中間	一旦憶えると忘れない
17	態度	決断力が無い	イライラしやすい	内向的ではずかしがりや
18	行動	無駄な動きが多い	話や行動に無駄が無い	穏やかで安定、ゆっくり
19	食欲	食欲にムラがある	大食漢、食事を抜くと不機嫌になる	食事を抜いても我慢可能
20	腹部	ガスがたまりやすい便秘しやすい	下痢をしやすい、1日2回は排便、軟らかい	大便は1日1回きちんとある
21	手足	冷え性	体は温かい	皮膚は冷たい
22	睡眠	寝付が悪かったり、眠りが浅い	寝付が悪いことがある	いつも8時間以上よく眠る
23	環境	新しい環境にすぐ溶け込み、影響されやすい	知的ですぐに馴染む	なかなか溶け込めない
24	経済	お金をもうけるのも早いが、使うのも早い	派手好きで、お金を持っていることを誇示する	お金を貯めるのがうまい
25	会話	おしゃべり	話し方がきつく、批判的内容が多い、完璧主義で人に厳しい	穏やかでやさしく、ゆっくりしている、言葉数は少ない
26	知性	創造力豊か	頭脳的、リーダー向き	落ち着いて集中力がある
27	季節	秋から冬が調子悪い	夏が調子悪い	冬から春が調子悪い
28	新たな取組み	好奇心に富むが、長続きしない	勇気があり、大胆で冒険心に富む	安定、内向的ではずかしがりや
29	食物	温かい飲食物を好む	冷たい飲食物を好む	食べ物にお金をかける
30	装飾	くだらないことに浪費する	高級品をつかい、派手好きである	内向的で派手でない
31	運動	激しい運動などにたえられない	忍耐力が弱い	激しい運動や労働によくたえる

表2　バランスの乱れによる症状

最近、1週間の状態をチェックして下さい。

	VATA	PITTA	KAPHA
朝	①起きたとき、疲労感が残っている ②舌苔が紫か褐色 ③口の中が渋い	①起き抜けから空腹を感じる ②舌苔が黄色か緑 ③口の中が苦い ④排泄物が黄色か緑	①体が重く感じ、眠気が取れない ②舌苔が白い ③口の中がねばねばしている ④食欲がない
昼	①疲労感があり特に何も理由が無いのに肩がこる ②不安な感じがする ③つまらないことを心配する ④食欲があるのかないのかハッキリしない ⑤甘いものが食べたくなる ⑥思考や行動にまとまりが無くなる ⑦行動が発作的になる ⑧寒さが身にこたえる	①イライラして攻撃的になる ②物事に対して批判的になる ③満足感が得られない ④汗がよく出る ⑤体臭や口臭が強くなる ⑥食べるのが早くなる ⑦げっぷをすると酸っぱいものがこみ上げてくる	①なんとなく眠気が取れない ②行動が緩慢になる ③思考が内向的になる ④食欲が無くなる
夜	物思いにふけってしまって寝つきが悪くなる	①空腹感を強く感じる ②刺激的な娯楽に興味が強く出る	惰眠をむさぼる
症状	①慢性の疲労感 ②肩こり ③不安、心配 ④考え事が多い ⑤落ち着きのない心・動作 ⑥散漫な考え ⑦不規則な食欲 ⑧甘いものの衝動食い	①イライラしがち ②批判的、攻撃的 ③不満感、虚無感 ④常に時間が気になる ⑤酢のものが嫌い ⑥夜間の空腹感が強い ⑦刺激的な快楽をむさぼる（激しい音楽や暴力的映画など）	①眠気が取れない ②緩慢な思考、行動 ③内向的な思考 ④重く、暗い気持ち ⑤食欲低下、消化時間の延長 ⑥自己の過小評価 ⑦食後の睡魔
病気	①高血圧 ②不眠症 ③便秘症 ④頭痛 ⑤関節の変性・痛み ⑥しゃっくり ⑦体の麻痺 ⑧こむら返り ⑨声のかれ	①胃炎・胃潰瘍 ②湿疹・蕁麻疹 ③体の灼熱感 ④黄疸 ⑤咽頭炎 ⑥結膜炎 ⑦ヘルペス ⑧頭髪の減少 ⑨肝炎	①花粉症 ②慢性副鼻腔炎 ③鼻づまり ④気管支喘息 ⑤糖尿病 ⑥痛風 ⑦白内障 ⑧消化不良 ⑨肥満

表3　バランスを乱す行動、精神状態

バランスを乱す行動をしていなかったかチェックしてみましょう。

	VATA	PITTA	KAPHA
行動	①不規則な日常生活（食事、睡眠） ②激しい疲労を伴う過度な活動 ③生活環境の大きな変化（就職、結婚、進学、転職など） ④煙やほこりをたくさん吸いこむ ⑤煙草を立て続けに吸う ⑥旅行や外出、出張が多い ⑦騒音、テレビなどによる連続した過剰な音刺激を受ける ⑧睡眠不足 ⑨喉を過度に使う仕事や遊び ⑩体が風に当たり冷えている ⑪排尿や排便、喉の渇きなど生理的欲求を我慢する ⑫長時間の空腹 ⑬辛味、渋味、苦味の強いものの取りすぎ ⑭乾燥した空気	①過剰な努力、無理、力み ②常に何かと闘っている ③時間に追われている、焦っている ④アルコールの多飲 ⑤体が熱い ⑥正確さ、緻密さにとらわれた行動をしている ⑦律儀になりすぎ ⑧細かいことを気にしすぎる ⑨刺激的なこと（競争、口論など）や否定的なもの（暴力、犯罪、批判的な本やテレビ番組）を見たり、触れたりする ⑩過剰な日光浴、火の近くに長くいる ⑪やけど ⑫討論や喧嘩などでイライラする ⑬食後すぐに活動する ⑭夜遅く食事する ⑮熱いもの、過度の塩、辛いもの、酸味の強いものの食べ過ぎ	①すべてにおいての執着（物、お金、人、言葉、感情、思考、節約） ②人の意見を受け入れない、あるいはすべてを受け入れている ③朝寝坊、昼寝 ④日中ごろごろしている ⑤マンネリ化した生活、同じことの繰り返し ⑥物があふれている（冷蔵庫の中、部屋の中など） ⑦自分の気持ちや考えを表に出さない ⑧過保護 ⑨甘いもの、油物、脂肪分の取りすぎ ⑩過食 ⑪朝食と夕食の食べ過ぎ ⑫隠し事をする ⑬体重の増加
精神状態	①不安、心配事が常にある ②強い恐怖に遭遇する ③常に緊張している ④深い悲しみを体験する ⑤落ち着きがない ⑥たくさんの出来事に振りまわされる ⑦感情の起伏の激しさ	①焦り、イライラ、怒りを誘発しやすい状態にいる ②焦り、いらいら、怒りを抑圧する ③過度の集中 ④欲求を抑圧する、または煽る ⑤急激な感情の表出 ⑥知的作業に追われ、物事を批判的に思考する ⑦欲しいものが手に入らない、望んだ状況にならないなどによって生じる不満感や空虚感	①内向的な反応 ②自己の過小評価 ③同じ思考の繰り返し ④執着、貪欲 ⑤寛容でない ⑥体重の増加を気にしている

表4　各エネルギーの基本的な性質

エネルギー	5大元素	性質	バランスがとれている時	アンバランスな時
VATA ヴァータ	空 風	冷たい、軽い、速い、乾燥	快活、機敏、創造的	不安、乾燥、便秘、冷え、不眠
PITTA ピッタ	火 少量の水	熱い、鋭い、辛い、液性	知的、情熱的、正確、実行力	苛立ち、攻撃的、湿疹、胸焼け
KAPHA カパ	水 土	重い、冷たい、遅い、粘性	穏やか、耐久力、安定、落ち着き	怠惰、抑うつ、むくみ、執着

表5　対処法

過剰なエネルギーを鎮める方法です。

	VATAを鎮める方法	PITTAを鎮める方法	KAPHAを鎮める方法
対処法	①心身の休息と規則的な生活 ②食事は温かく、ある程度油を含むものが良い ③入浴などで体を温かく保つ ④雨風で体を冷やさない ⑤ごま油でオイルマッサージ ⑥触覚を楽しませる ⑦香り、音楽でリラックス ⑧心配がちな心を楽しいことで和らげる	①休息を充分に取り、日中の熱い時の行動は控える ②冷性で消化がよく、水分の多い甘いものをとる（スイカ、メロン） ③辛くて刺激のあるものは避ける ④水泳などで熱い体を冷ます ⑤闘争的な事柄を避け、穏やかさに触れる ⑥満月、自然に触れ、視覚を楽しませる	①寝過ぎや昼寝をしないで、日中は活動的になるように心がける ②食事には冷たいものや油っぽいものは避け、特に食べ過ぎには注意 ③カパを鎮めるスパイシーで温かい食事 ④夕食を軽めに早く済ませる ⑤朝食を軽くか抜く ⑥朝日を眺めながらの散歩 ⑦洗髪後はよく乾かす ⑧入浴で体を温める
精油の利用	不安・神経質な状態のバランスをとる香り。 （温かく、重い香り） ・クラリセージ ・サンダルウッド ・ゼラニウム ・マンダリン	イライラする状態のバランスをとる香り。 （甘く、熱を冷ます香り） ・イランイラン ・ペパーミント ・ラベンダー ・ローマンカモミール	執着・ひきこもりがちな状態のバランスをとる香り。 （刺激的な香り） ・グレープフルーツ ・ユーカリ ・レモングラス ・ローズマリー

ストレスマネージメント

実践2 セルフコントロール〜リラクセーション法を身につける〜

生きていれば毎日何らかの刺激を受けるものです。その刺激は心地よいものもあれば、不快なものもあります。不快な刺激を一般的にストレス刺激と考えますが、人間はそのストレス刺激に反応し処理することを続けています。うまく消化しきれなかったものが心や身体の「毒素」となって残ります。

そして、また不快な刺激を受けないようにと心や身体は自分を守るためのブロックを作ります。それが心身の「緊張」となって現れます。自分を守るための緊張は無意識に作ってしまうことが多く、意識しないうちに首や肩がガチガチに固くなります。胸のあたりの緊張は呼吸を浅くしてエネルギーを低下させる原因となります。身体のエネルギー低下が心のエネルギー低下に繋がり、心のエネルギー低下が身体のエネルギー低下となります。心と身体は表裏一体のものなのです。心のケアをすることはとても重要なことですが、心を鎮めることが出来なかったり、また心のエネルギーを取り戻すことが難しい場合は、身体に注目してみることをおすすめします。

身体に注目する時に重要なのが、自分自身が「無意識に毎日行っている動作」や「姿勢」です。前項で紹介した体質・気質に気づくことと同様、自分が毎日行っている動作や姿勢に注意を向けて行くことは非常に困難なことです。しかし、自分の動作や姿勢が、深く自分の心理状態と結びついており、それを変化させていくことが自分の心のあり方を変化させていくことにも繋がるのです。

呼吸法

日常行っていることで重要なことは、「姿勢」「呼吸」「歩行」です。そのなかでも呼吸は生命維持のために無意識に行っているものですが、意識でコントロールすることが出来るものでもあります。緊張すると呼吸のリズムは早く、浅くなります。

まずは、心が不安定になったり緊張している時には、思考や感情にとらわれている意識を呼吸に移動させてみましょう。そして、深くため息をついてみます。呼吸には胸の周辺の筋肉や横隔膜が関連しています。緊張して呼吸が苦しく感じた時や浅くなっている時は、これらの筋肉が無意識に緊張している可能性があります。ため息をつくことでこれらの筋肉を緩めることが出来ますので、何度かふーっと大きくため息をついてみましょう。

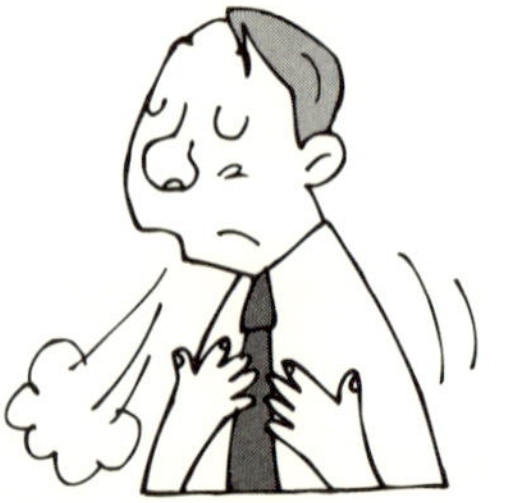

「インスピレーション」という英語には2つの意味があります。ひとつは「息を吸うこと」を示しています。もうひとつは精神的、エネルギー的なレベルで「生命力」をとり入れることを意味しています。そしてこれらは双方に関連していると言われています。人間は母の子宮からこの空間に生れ落ち、息を吸う時にオギャアと泣きます。そして、呼吸のリズムと伴に生きて、最期には長く息を吐いてこの世を去って行きます。まさに呼吸は生命エネルギーのリズムとも言えるのです。

呼吸法は特別な物を使う必要がなく、簡単で効果的な方法ですが、イメージや香りを利用するともっとやり易くなり効果的です。以下に、いくつかの呼吸法と役に立つ精油を紹介します。呼吸法を行うときに芳香浴として空間に香らせたり、ティッシュやハンカチに垂らして、ポケットなどに入れて行ってみて下さい。

緊張を緩める呼吸法

ため息をつく呼吸法です。緊張で呼吸が浅く苦しい感じがするときに行ってみましょう。

(1)少し息を吸って、ため息をつきます。声も一緒に出すと効果的です。

(2)息を吐く時に全身の力を抜くつもりで行ってみましょう。そのまま何度か続けてみます。

(3)楽になったら1度大きく深呼吸をしてみましょう。

応用：身体にたまっている緊張をイメージ化してみます。色でも形でも自分の思ったものを使ってみて結構です。そして、ため息とともに足の裏から地球に抜けて行くイメージをしてみましょう。

効果的な精油：フランキンセンス、パイン

エネルギーを充実させる呼吸法

疲労により、エネルギーが低下している時に行ってみましょう。

(1)腹式呼吸をします。目を閉じてゆっくりと呼吸をお腹の方に入れていきます。

(2)1・2・3・4で吸って、同様に4拍止めて、4拍で吐きます。苦しかったら無理をしないで自分のペースで行って下さい。自分の心地よいリズムを見つけましょう。

応用：お臍の下の丹田から息を吸うときに光りが入り、止めた時に光りが全身に広がり、吐く時に身体にたまった毒素が出て行くイメージを使って

みましょう。

効果的な精油：ローズマリー、レモン

上半身をリラックスさせる呼吸法

呼吸は身体を内側からマッサージする方法でもあります。肩や首がこったり背中が痛い時にはこれを試してみて下さい。

(1)主に胸のほうに息を入れるつもりで吸ったり吐いたりして下さい。

(2)吸ったときに、胸郭が開いて胸部が動くのを感じると思います。まず、胸の部分の動きを感じてみましょう。

(3)また、息を吸ったときに、背骨も動いているのを感じてみましょう。

(4)その動きが、肩、腕、首にどう伝わっているかも感じてみます。

(5)動きを感じられない場合には、各部位に緊張があることになります。上半身を軽くゆすったり、伸びをしてからもう一度行ってみましょう。

(6)慣れて来ると、呼吸の微妙な動きが身体全身に伝わっているのが感じられるようになってきます。

＊呼吸の動きが全身に伝わるということは身体の無用な緊張が抜けているということ。呼吸の動きによって全身にエネルギーがめぐり、血行やリンパの流れにも影響を与えます。全身にめぐった血液は各細胞に新鮮な酸素と栄養を与え、健康な状態が保たれて行きます。

効果的な精油：ラベンダー、ローズオットー、ネロリ

下半身をリラックスさせ温める呼吸法

(1)主にお腹のほうに息を入れるつもりで吸ったり吐いたりして下さい。

⑵吸ったり吐いたりする呼吸の動きが、背骨にどんな風に伝わっているかを感じてみましょう。

⑶また、骨盤が微妙に動き、その動きが脚に伝わっているのを感じることが出来ますか？

⑷伝わっているのが感じられない場合は各部位に緊張があることになります。腰や脚を少し動かしたり、ストレッチしてからもう一度行ってみて下さい。

＊横隔膜はみぞおちのあたりで内臓を上と下に区切っています。上には肺が下には胃腸などの消化器があります。腹式呼吸はこの横隔膜が上下に大きく動きますので、その時に内臓にも影響を与えることになります。腹式呼吸をすることで内臓の血行を促進することにもなるのです。

効果的な精油：サンダルウッド、イランイラン

＊この場合は足の裏にマッサージオイルを塗って行うことも効果的です。

セルフマッサージ

自分で自分の身体をマッサージすることは、自分自身の状態に気づく良い機会です。また、精油は、自力では抜くことが出来ない緊張をリリースする手助けとなります。

マッサージの仕方には様々な方法があります。筋肉をほぐす目的のもの、リンパや血行を良くする目的のものなど…。ここではあまり力を使うことなく自分自身のバランスをとることが出来るマッサージを紹介します。主に、自分自身の気・エネルギーを整えることを目的にしたマッサージ方法で、先に紹介したアーユルヴェーダで行われる「セルフアビヤンガ」を応用したものです。

◎マッサージをする時の留意点

(1)精油を加えたマッサージオイル、または、精油を加えていないマッサージオイルを使って行っても結構です。オイルマッサージが出来ない状況では衣服の上からオイルを使わずに行います。使用する精油の選び方やマッサージオイルの作り方は、前項を参照して下さい。

(2)アーユルヴェーダのエネルギーバランスチェックでヴァータのエネルギーが乱れている人にはオイルマッサージがお勧めです。

(3)オイルマッサージは基本的にお風呂に入って、十分に身体を温めたあとが効果的です。

エネルギーを調えるセルフマッサージの方法

基本的には上から下へ、中心から末端へいらないものを流していくつもりで行います。手のひらを身体に密着させてソフトにマッサージしていきます。もちろん、全身を行えない場合は部分だけでも構いません（(1)、(2)はオイルを使いません）。

(1)両腕で頭から首まで撫でるようにおろしていきます。

(2)顔は洗顔をする時のように中心から外側になでます。

(3)マッサージオイルをつけて肩から腕に流していきます。左肩は右手で、右肩は左手。肩や肘の関節の部分は回転させます。そして手の先からエネルギーを抜くようなイメージで行います。

(4)身体の前面も胸からお腹にエネルギーを下げるように両手で撫でて行きます。

(5)背中から腰、お尻までも同様に上から下に両手で撫でて行きます。

(6)脚は脚の付け根から足首まで両腕で撫でておろして行きます。脚の前面、側面、後ろ、内側と隈なく行います。

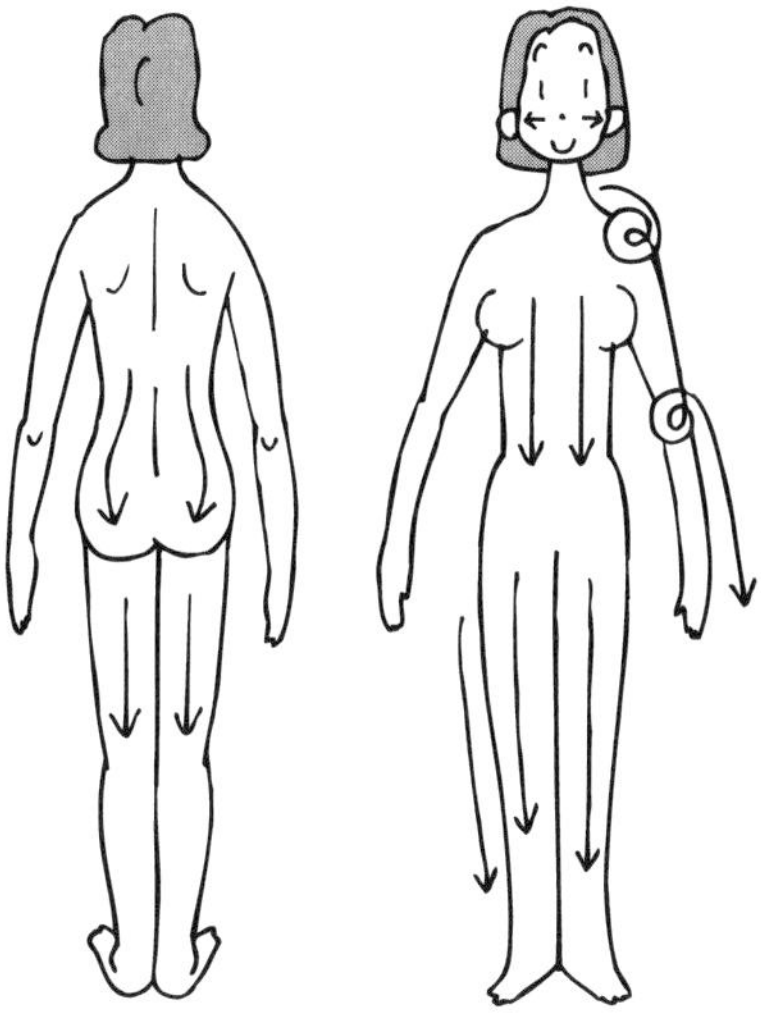

《オプション》
コリが気になるところや冷えているところがある場合、または特別な症状がある場合は次のようなマッサージを加えて下さい。

(1)頭部、顔、首、耳
肩こり、頭痛、不眠などがある時。

・頭…指先を使って頭皮を動かすようにしてマッサージします。

・首…指先を使って、後頭部から肩まで首の筋肉をソフトにマッサージします。

・顔…こめかみや目の周り、頬骨にそって指圧します。噛み合わせや顎の力を抜いていきます。

・耳…耳を広げるようにマッサージしたあと、手で耳をつかんでちょっと引っ張ってみます。耳を引っ張ることで、繋がっている頭の筋肉などが緩みやすくなります。

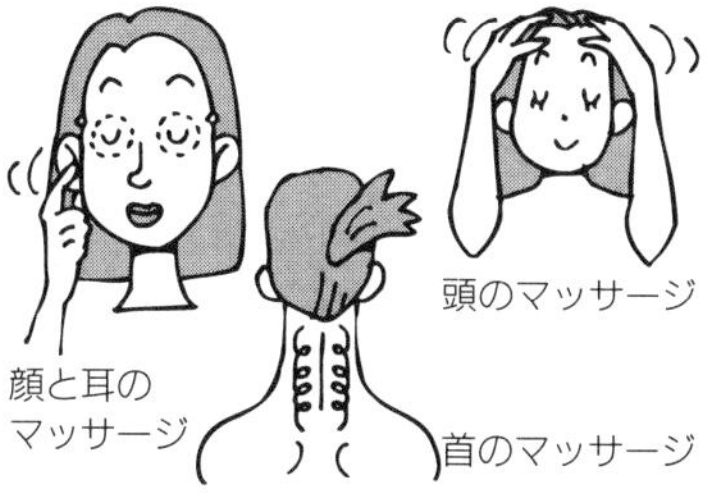

(2)腹部、腰部

胃腸の不調、生理痛、腹部の冷えなどがある時。

・腹部…時計回りに手のひらを密着させてゆっくりとマッサージを行います。

・腹部…お臍の両脇を指で押さえて、呼吸を吐くと同時にゆっくり押して行きます。

・仙骨…精油を使ったオイルマッサージの場合は仙骨部分にオイルを擦り込む。

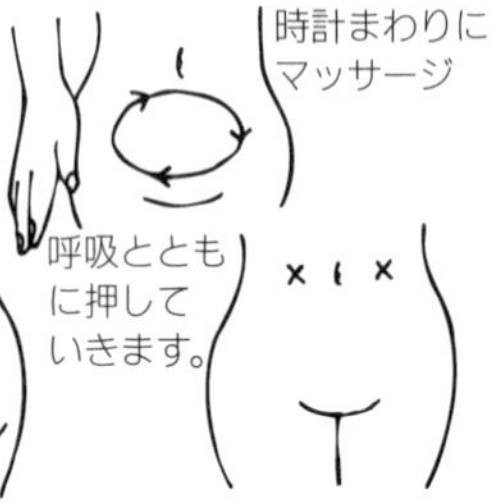

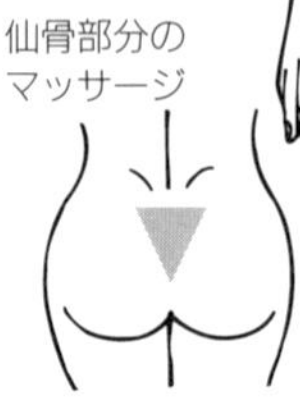

(3)脚部・足

足のむくみやだるさ、冷えがある時。または、頭部や首に緊張があり眠れない場合も足を温めたり、上に上昇している気を下げることでリラックス出来る場合もあります。足先は靴をはいているために縮こまった状態になっています。家に戻ったら広げてあげて血行を取り戻すようにしたいものです。

・ふくらはぎ…足首の方から膝に向かってマッサージをします。

・足…足首をよく回します。足の裏は両手の親指を使って中心から外に広げます。そして、指を一本づつマッサージし回転させます。

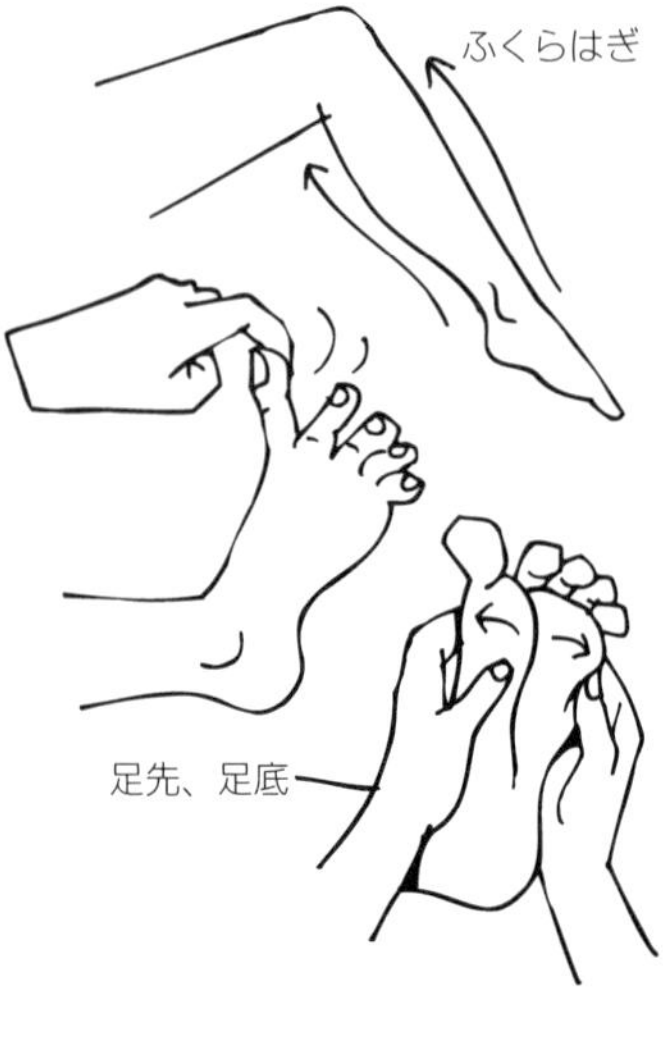

入　浴

入浴は生活習慣の中でも、健康管理のためには非常に重要な役割を持っています。入浴の目的は何だと思いますか？　単に清潔を保つために身体や髪の毛を洗ったりするためだけではありません。「身体を温めて新陳代謝を高めること」、そして「身体をリラックスさせること」が大切な目的です。

身体を温めて血行を良くし、汗を出すことでいらないものを排泄します。健全な新陳代謝が行われることを促進する役割があります。また、毎日緊張にさらされている身体を緊張から解放し、休めてあげるための大切な休養の時間でもあります。その時間を有効に使うためにアロマテラピーがとても役立ってくれます。

入浴の環境はアロマテラピーをする上で絶好の環境ともいえます。密閉された空間なので、お湯にたらした精油の香りを楽しむには効率の良い空間です。また、蒸気とともに空間に漂う精油成分は呼吸から体内にとり入れることが容易になります。そして、皮膚は温められ、適度に湿っているので、通常より精油の浸透性が高くなっています。このようにお風呂は、精油の効果を充分に享受できる環境にあるわけです。是非、入浴時には精油を利用してみましょう。

『精油を使った全身浴の仕方』

(1)好きな香りを選びます。香りの選び方は他の章を参考にしてください。

(2)バスオイルかバスソルトをバスタブにいれてよくかき混ぜます。

＊バスオイル…5 ml のホホバオイルに精油を5滴ブレンドしたものをバスオイルとして使用

します。

＊バスソルト…作り方は153ページを参照して下さい。

＊万が一、オイル、塩などがなかった場合には、バスタブに直接精油を垂らして使用します。その場合は3滴〜5滴を滴下してよくかき混ぜてから入浴して下さい。

＊柑橘系の精油の場合、皮膚に刺激を感じる場合があります。また、皮膚の乾燥がひどい場合は精油により刺激を感じる場合がありますので、出来るだけベースとなるものに精油をブレンドして使用してください。

＊精油はすぐに蒸気とともに揮発しますが、香りがしなくなったからといって精油を足すことはしないでください。

健康管理のための入浴のポイント

(1)リラックスのためにはぬるめのお風呂にゆっくり入ります。(夏38度ぐらい、冬40度ぐらい)。

(2)バスタブには3回入る。長時間入っていられない場合には、身体を洗ってから1回入り、洗髪してからまた入るなど、数回バスタブにつかるように心がけましょう。

(3)ユニットバスの場合は、お湯をためるのが大変なので、お湯につかることをしない人も多いようです。しかし、シャワーだけで済ませていると冷えの原因にもなります。夏でも暑いからといってシャワーだけで済ませるのはあまり身体によくありません。毎日できなくても週に1回はお湯につかるように心がけてみましょう。特に、冷えや生理痛などがある人は入浴の仕方を見なおしてみて下さい。

ストレスマネージメント 実践3 セルフマネージメント～アロマで生活のリズムをつくる～

精油の特質は、「香り」が一瞬にして気分を換えてくれるところです。ストレスマネージメントにおいて、嫌な気分を引きずらずに切り換えをするということはとても大切なテクニックです。また、「働く」モードから「休養」モードに上手に気分を切り換えることも、双方の質を高めるには重要です。生活の中の要所要所で精油を有効に活用することはストレスに強いライフスタイルをつくる助けになります。

次頁の表には一日の生活シーンとその時の気分にマッチした精油を紹介します。切り換えがうまく出来ないところの助けになるものを選んで使用してみてください。利用方法も示しましたが、前述の「レスキューアロマグッズの作り方」なども参考にして、自分にあった利用方法を見つけましょう。

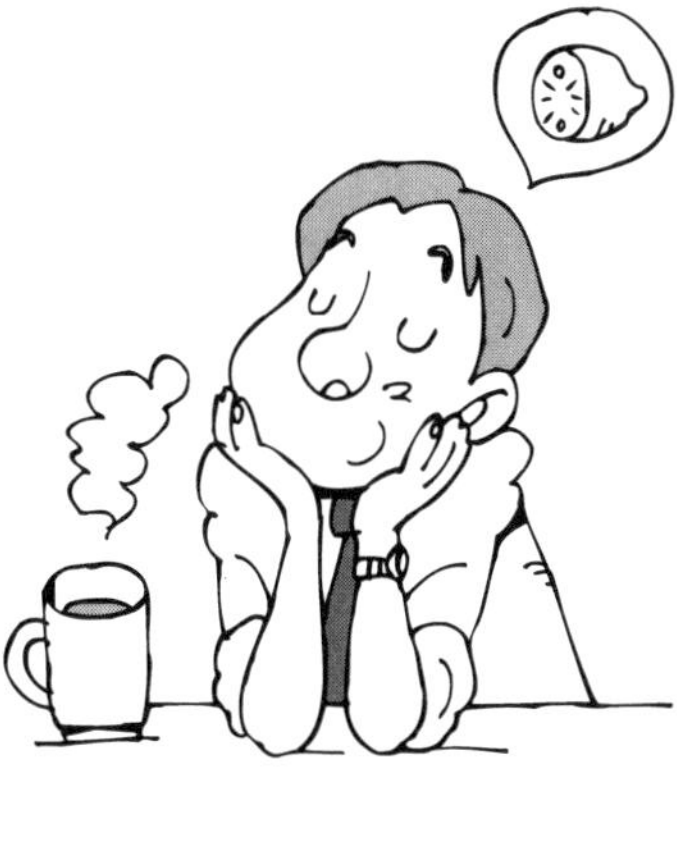

一日の予定	効果的な精油	利用方法
起床	ローズマリー…目覚めをスッキリさせる	吸入、芳香浴
朝食	ペパーミント…食欲増進、頭をスッキリさせる	吸入、芳香浴
通勤	ベルガモット…電車の中でもリラックスし、精神のバランスがとれるように	吸入 ＊ハンカチやティッシュに垂らしてポケットに入れておく。
午前の仕事 ・会議	ローズマリー…集中力を高める	吸入、芳香浴
お昼	グレープフルーツ…食欲増進、気分転換	吸入、芳香浴
午後の仕事 ・デスクワーク ・営業で外出	レモン…消化促進、リフレッシュ バジル…頭脳明晰 フランキンセンス…緊張解放	吸入、芳香浴
休憩	パイン…リフレッシュしてもうひとがんばり	吸入、芳香浴
終業〜帰宅	ベルガモット…リラックス、気分転換	吸入
家に到着 ・食事 ・入浴 ・私的時間	ラベンダー…リラックス、神経を休める ローズオットー…幸福感	吸入、芳香浴、マッサージ、入浴
睡眠	マンダリン…睡眠導入	入浴、マッサージ

＊部屋全体に香らせたい場合には芳香浴を、個人的に利用したい場合はティッシュなどにたらして吸入をする。

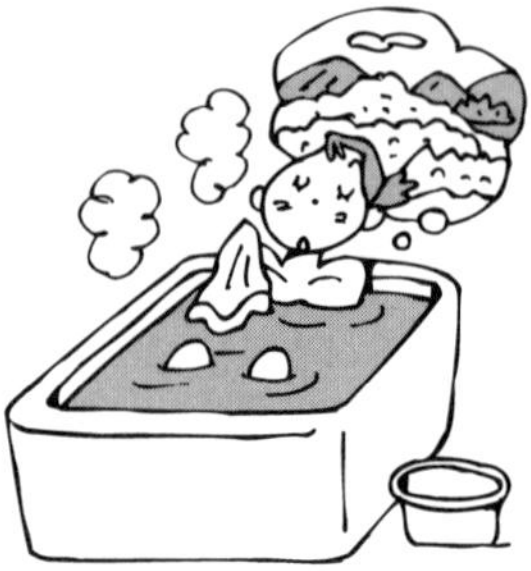

ストレスマネージメント 実践4 ライフマネージメント〜もっとアロマにはまる〜

ライフマネージメントとは、自分の人生のなかに潤いを持たせ、自分の生き方、自分の世界を持つこと。そして、ストレスに強いライフスタイルをつくるということです。アロマテラピーは今まで紹介してきたように、健康法として実践的に生活にとり入れることが出来ます。同時に、アロマテラピーを軸に様々なことへ興味を広げることで趣味として心の潤いとなるものでもあります。

ハーブを育てる

アロマテラピーで使用する精油は、すべて植物からとれたものです。いくつかの植物は日本でも育てることが可能です。最近ではハーブが園芸店などで入手しやすくなっていますので、自分で育てるのは心の潤いになり、ストレスマネージメントには有効だと思います。種から育てるのはなかなか難しいところがありますので、苗を購入するのがおすすめです。

精油の元になっている植物は、自然の状態でもとても良い香りがします。葉に触れるたびに香りを楽しむことが出来ます。葉を摘んでハーブティーやお料理に利用することもできますので、楽しみが広がります。ペパーミント、レモンバーム（メリッサ）、カモミール、ローズマリー、レモングラス、バジル、ラベンダーなどは日本でも育てることが可能です。ペパーミントやレモンバームなどは繁殖力が強く、比較的育てやすいハーブといえます。ハーブの場合は環境が合えば雑草の様にどんどん増えていきます。ペパーミントやカモミールはフレッシュのままお茶にすると、ドライハーブティーよりも柔らかな香りを楽しむことができます。また、バジルはパスタなどイタリア料理に利用することができ、庭やベランダで育てていると重宝するハーブのひとつです。

ハーブティーやお料理だけではなく、ワインにハーブを漬け込んだり、ハーブ入りクッキーなどお菓子づくりに利用することも出来ます。アロマテラピーからはだいぶそれますが、ハーブの利用についても凝りはじめるといろいろとはまってしまう分野です。

世界中の植物との出会い

また、アロマテラピーの楽しみの一つに、世界中の植物との出会いがあります。精油を購入したら植物の原産国が表示されていますので、ご覧になってみてください。例えば、ラベンダーはフランス、ローズはブルガリア、イランイランはマダガスカル、ネロリはモロッコやチュニジアといったように、世界中の植物がアロマテラピーには登場します。また、歴史上の出来事や人物と繋がりの深い植物も存在しています。例えば、フランキンセンスやミルラはイエス・キリスト誕生の時に金とともに献上されたといわれ、聖書にその名を見ることが出来ます。

植物は昔から人間の生活と密接に結びついており、食物として、健康を守るものとして利用されつづけています。わたしはアロマテラピーを通して植物を意識するようになってから、旅行の楽しみが一つ増えました。そして、その土地の植物に触れることが旅の目的の一つになりました。植物はその土地の気候や土壌に左右されますので、「そこでしか出会うことの出来ないもの」です。

また、その植物に対して現地の人々がどの様に接しているかを聞くと、より深くその土地の文化についての理解が深まります。

バリ島では、甘い香りを放つ花を咲かせるフランジュパニ（プルメリア）やチャンパカの木は聖なる木として神聖視されています。毎朝、人々が行うヒンドゥーの神へのお供えの中には必ず良い香りの花が添えられています。また、寺院の儀式には香と聖水、花が使用されます。香は宇宙の創造神ブラフマー、聖水は宇宙の守護神ヴィシュヌ、花は宇宙の破壊神シヴァを象徴しています。

それから、髪にフランジュパニなど良い香りの花をさしている人をよく見かけます。神への敬意を示すものであると同時に、香水としての役割があるのでしょう。ホテルのベッドメイキングの時や、レストランのトイレなど至るところにフランジュパニやチャンパカなど、香りの良い花が置かれており、天然の芳香剤として空間に良い香りを漂わせていました。

北アフリカのチュニジアでは、市場で大量のゼラニウムやオレンジの花を買って運んでいる人の姿を見かけました。家庭で芳香蒸留水をつくるそうです。スーパーにはジュースと並んでオレンジフラワー水、ローズ水、ゼラニウム水が売られていました。飲料として利用しているようです。スーパーでは売られていても、安心して使えるものが欲しいから、家でつくるのだと現地の人は言っていました。日本人にとっては香りが強くて飲み物としてはなかなか受け付けがたいところがありますが、現地の人にとっては健康のための飲料なのです。また、イスラム教の寺院の中ではオレンジフラワー水は聖水として手を洗うのに使われていました。

チュニジアにはネロリ（オレンジの花からとれ

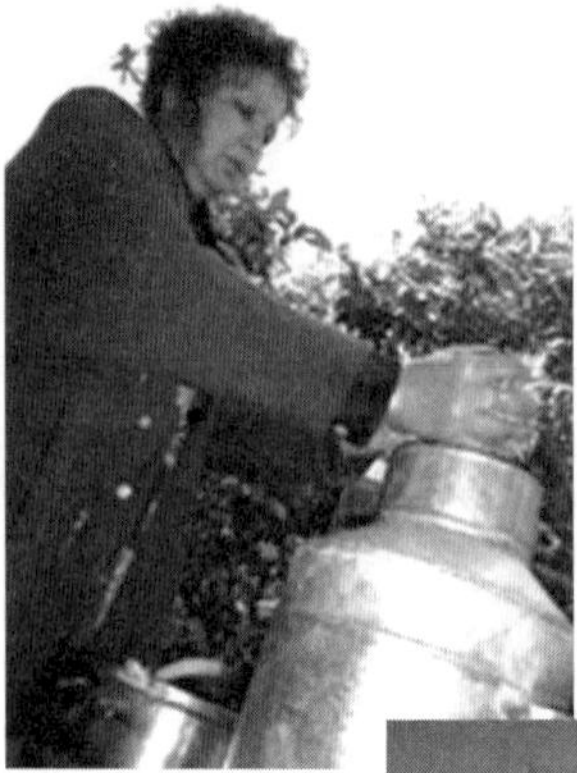
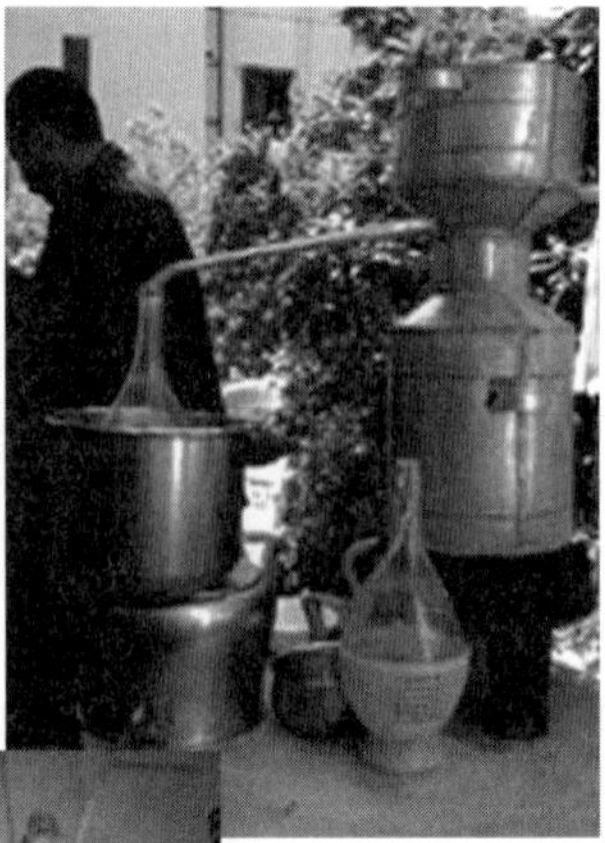

家庭でのフローラルウォーター（芳香蒸留水）づくり（チェニジア）

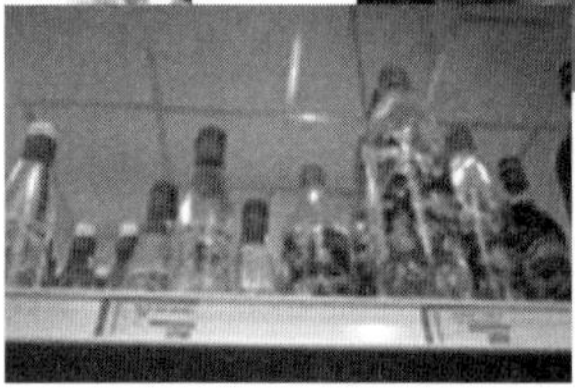

スーパーで売られるフローラルウォーター→（チェニジア）

た精油）の精油蒸留のためのオレンジ畑と工場がありました。しかし、精油はヨーロッパなどへの輸出用で、国内で使用することはありません。現地の人は精油よりも芳香蒸留水を主に利用しています。マッサージもオリーブオイルに芳香蒸留水を混ぜて行うそうです。

精油からのメッセージ

精油は世界中の植物から抽出されたエッセンスが、小さい瓶につめられて私達の手元に届けられたものです。液状の精油という状態になっているからこそ、簡単にブレンドができ、場所を選ばず利用することが出来るのです。とても便利で現代的なセラピーの方法といってもよいでしょう。現代社会のなかで生きる私達にとって強力な癒しのツールであることには間違いありません。

しかし、外に出て植物に触れてみると、自然はそれ以上の力を持っていることが分かります。精油が嗅覚を通してわたし達の本能的な部分に働きかける力は、もう一度、自分たちが自然の一部であることを思い出させる力でもあります。そして、自然から隔離されても自然のリズムを刻もうとしている身体の声を聞くきっかけを与えてくれているのかもしれません。そんな精油からのメッセージを受け取ったら、是非、外へ出て植物に、太陽に、土に、自然に触れてみてください。

自分自身のサポーターをもつ

ストレスを対処する能力として、ソーシャルサポートは大切な要因であることは、前項でお話しました。自分の趣味を持つということは、そこで目的や嗜好を同じくする利害関係のない仲間を作るきっかけにもなります。アロマテラピーをきっかけに趣味を広げて行くことで仲間が見つかれば、ストレスに対する強さになっていくことでしょう。

また、アロマセラピストも、ひとつのソーシャルサポートとしての役割を果たせるものと考えます。ストレス状態に陥った時に、アロマテラピーを利用してどの様にストレスのケアやマネージメントをして行ったら良いか、アドバイスを受けることが出来ます。

また、精油を使ったアロママッサージは、自分自身でどうしても緊張を解放することが難しい時に大きな助けとなります。ある一定ラインを超えたら第三者からのマッサージやタッチを受けた方が効率的な場合があります。自分自身の限界を知り、様々な専門家を利用するセルフケア能力のひとつです。

普段から、いざという時のサポーターを持つことは、ストレスに対抗する力となるでしょう。

あとがき

「働く」という言葉に対して皆さんはどのようなイメージを持っているでしょうか？　生活のためにお金を稼ぐこと？　それとも、自己実現の場でしょうか？　私自身の中では「働く」こととは、「自分の才能と感性」が「自分も含んだ全体」に活かされることではないかと感じています。誰もが自分特有の才能や感性を持っていると思います。そしてそれは、自己満足のために使われるだけでもなく、他者のためだけに自己犠牲を強いられるものでもないと考えます。理想的には、自分自身の才能と感性を素直に活かすことができれば、自分にもストレスがなく、他者からも喜ばれるというものではないかと思うのです。しかし、そう簡単にはいかないところが人生の大変で面白いところかもしれません。

今回は、働く人々が抱えるであろうストレスと、それに対してアロマテラピーがどう貢献できるかを紹介してきました。「働く人」とは、広い意味では自分の可能性を引き出しアウトプットしようとがんばっているすべての人を含みます。時には、がんばろうとしても空回りして、エネルギーだけが消耗してしまうこともあります。そのような時に、チャンネルを切り替え、エネルギー補給をする助けとなるもののひとつが「アロマテラピー」です。しかし、だからといって何にでもアロマテラピーを使うことは私の意図するところではありません。抽出のために大量の植物を要する精油は、非常に貴重なもので、この消費が不必要に増えていくことが良いことだとは思えないからです。だからこそ、アロマテラピーは何に有効であるかを探り、最も適したケースで使われるべきだと考えます。その点において、「ストレス」性の不調は、アロマテラピーが役立つ分野のひとつなのです。

精油が持つ香りは、瞬時に嗅覚でキャッチされ、心身のさまざまな変化を起こす力を持っています。忙しく働く人がストレスケアに利用するには最適なツールですが、「アロマテラピーは香りを楽しむだけの趣味的なもの」という誤解が広まっているのも事実です。本書では、優雅さや贅沢な気分を演出するファッショナブルなアロマテラピーとは一線を引くつもりで、「レスキューアロマテラピー」として、出来るだけ簡単で安全で有効な方法の紹介に努めました。今後も日本のストレス社会においてアロマテラピーがどのように利用出来るかを探り、提案して行きたいと思っています。

真の「癒し」とは旅の途中に心地良い宿でくつろぎ、英気を養うようなものであり、ずっとそこに留まり続けるものではありません。旅を続ける人が、再び、自分自身の道に戻るためのサポートになるものが真の「癒し」です。この本を手にとって下さった方にとってアロマテラピーが真の「癒し」ツールとなること、そして、多くの人が傍らにある植物の力に気づくきっかけになることを祈りつつ筆を置きたいと思います。

最後になりましたが、ご専門の立場から助言いただいた林真一郎氏、降矢英成氏、レスキューアロマテラピーについての様々なヒントを与えてくれたワーカーズレスキューチームの久保木み規さん、宮下美佳さん、小西あずささん、そしてコンセプトを汲み取って頂き適切なアドバイスとサポートをしてくださった東京堂出版の上田京子さんにこの場をお借りして心より御礼申し上げたいと思います。

2002年3月3日

安　珠

〈著者略歴〉

◉安　珠 （あんじゅ）

アロマセラピスト、ボディワーカー。

現在、「ホリスティックヘルス情報室」スタッフとしてホリスティック医学にもとづくヘルスケアの普及に努める。セッションルーム「アロマグルーヴ」、心療内科、精神科でのアロマテラピー指導や施術活動を中心に、学術研究、執筆、アロマセラピストのトレーニング等に携わる。

1964年福島県福島市生まれ。上智大学中退後、郡山女子大学短期大学部生活芸術科にて、絵画、デザインなどを学ぶ。卒業後、デザイン事務所や出版社勤務。自然療法に興味を持ち、アロマセラピストのトレーニングを受け1996年よりアロマセラピストとして活動。その後、エサレン研究所にてボディワーカーのトレーニングを受けた他、アーユルヴェーダ、リフレクソロジー、占星術なども取り入れセッションをおこなう。

日本アロマテラピー協会認定アロマセラピスト、エサレンボディワーク認定プラクティショナー、生活習慣病予防指導士。

anju@cam.hi-ho.ne.jp

ストレスケアのためのアロマテラピー

ISBN4-490-20462-0
C2077
Printed in Japan

2002年５月15日初版印刷
2002年５月30日初版発行

著　者　　安珠（あんじゅ）
発行者　　大橋　信夫
印刷・製本　図書印刷（株）
発行所　　（株）東京堂出版
〒101-0054 東京都千代田区神田錦町3-7
TEL 03-3233-3741 振替 00130-7-270

精油索引

※イタリック数字は巻末資料編、太字は精油リストの頁。

症状別索引

実践法索引

資料編

精油リスト

　ここでは、今まで症状に合わせて紹介してきた精油を、ひとつづつ説明します。医薬品と違い、ひとつの精油には様々な成分が含まれており、多くの働きを持っています。また、精油には膨大な種類が存在していますが、その中から働く人達にとって有効であり、一般的に入手しやすく安全に使用出来るものを選びました。皆さんにたくさんの種類を紹介したいという反面、あまり種類が多すぎても選択に迷うばかりになってしまいますので、ここでは24種類の精油に絞りこみ、多くの症状に対応出来るような選択をしてみました。精油の作用を示す表や精油のプロフィールは、精油選択する上で役立つよう、個々の精油の特徴がつかみやすい記述に努めました。

　アロマテラピーを実践する上で、精油の選択については、「これで良いのだろうか？」という不安を皆さんもたれるようです。実際にはいろいろ試してみることで、自分にあった精油が見つかって行くものです。実用面からみるとラベンダー、ペパーミントは最初に購入しておくと便利な精油です。ラベンダーはホームケア用、ペパーミントはオフィスでのレスキューアロマとしてフル活用することが出来るでしょう。あとは、自分がリラックスできる香りをみつけて行くことをお勧めします。

自分自身にあった精油選び

アロマテラピーの良いところは、個人個人に合ったオリジナルな選択が出来ることです。たくさんの精油の中から自分にあったものを選ぶのは、基本的には好きな香りを選ぶのが良いのですが、それも簡単なようで意外に難しいという声を聞きます。試行錯誤の上、自分にあったものを選択出来るようになるのですが、出来れば最初から無駄なく選べたら…と思うのは、精油を実用的に使いたい人達の共通意見です。

この一覧表はこの本に登場する精油をまとめ、自分に必要な精油を効率的に選択出来るように工夫したものです。

◈ 表を使った精油の選び方

① 自分によく起きる症状を「身体症状」「精神状態」の項目から３項目ずつ選ぶ。

② 選んだ症状の項目を縦にチェックし、当てはまる精油を確認する。

③ 各精油が当てはまったポイント数を、それぞれ書き込む。
「身体症状」「精神状態」の表でポイントの高い精油がそれぞれ２〜３種類ずつ割り出されるので、購入する際の参考とする。

例）

「身体症状」頭痛、肩こり、生理痛

・ ラベンダー　３ポイント／バジル、ペパーミント　各２ポイント

「精神状態」不安感、緊張、抑うつ

・ ネロリ　３ポイント／クラリセージ、フランキンセンス、ベル

ガモット、マンダリン、ラベンダー、ローズ、ローマンカモミール 各2ポイント

* 上記の結果から、5種類揃えたい場合の選択例
ラベンダー、ネロリは必需品。その他は身体症状であがったバジルとペパーミントを選択。もう1種類は、精神状態で2ポイントだった精油の中から、気に入った香り～例えばマンダリン～を選ぶ。

* 「身体症状」「精神状態」のポイントをすべて足して選ぶ方法もあります。
* また、170ページのアーユルヴェーダのエネルギーバランスも参考にして下さい。

身体症状

ポイント↓	症状 / 精油名	空気清浄	頭痛	目の疲れ	肩こり	眠気
	自分によくある症状に○をつける→					
	イランイラン					
	クラリセージ					
	グレープフルーツ					
	サイプレス					
	サンダルウッド					
	ジュニパー					
	ゼラニウム					
	ティートリー	●				
	ネロリ				●	
	パイン	●				
	バジル		●			
	プチグレン					
	フランキンセンス				●	
	ペパーミント	●	●		●	●
	ベルガモット					
	マンダリン					
	ユーカリ	●				
	ラバンサラ	●				
	ラベンダー		●	●	●	
	レモン					●
	レモングラス				●	
	ローズオットー			●		
	ローズマリー	●				●
	ローマンカモミール					

疲労感	食欲不振	不眠	PMS	生理痛	足のむくみ	冷え
		●				
			●	●		
	●				●	
					●	●
						●
					●	
●						
		●				
●						
	●		●	●		
		●				
●		●				
●	●				●	
●	●	●				
		●				
●						
●		●				●
		●		●		
●	●					●
			●			
●						●
			●			

精神状態

ポイント↓	精油名＼症状	不安感	パニック	怒り	虚無感
	自分によくある症状に○をつける→				
	イランイラン		●		●
	クラリセージ	●			
	グレープフルーツ				●
	サイプレス				
	サンダルウッド			●	
	ジュニパー				
	ゼラニウム				
	ティートリー				
	ネロリ	●	●		
	パイン				
	バジル				●
	プチグレン				
	フランキンセンス				
	ペパーミント			●	
	ベルガモット	●		●	
	マンダリン	●			
	ユーカリ				
	ラバンサラ				
	ラベンダー	●			
	レモン				●
	レモングラス				●
	ローズオットー	●	●	●	
	ローズマリー				
	ローマンカモミール	●	●		

嫉妬	自信喪失	緊張	頑固	抑うつ
	●			
		●		
●				
●	●			
			●	
		●		●
		●		
●	●	●		●
		●		
		●		
			●	
			●	
		●		
				●
●			●	
		●		

イランイラン

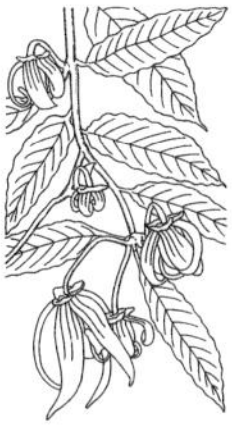

学名　*Cananga odorata*
科名　バンレイシ科
抽出部位　花部
抽出法　水蒸気蒸留法
特徴　強いストレスにより、自分自身が何を感じ、何を欲しているのかが分からなくなってしまった時に、甘くパワフルな香りが抑圧から解放してくれます。芳香浴、吸入で香りをじっくり味わってみましょう。

クラリセージ

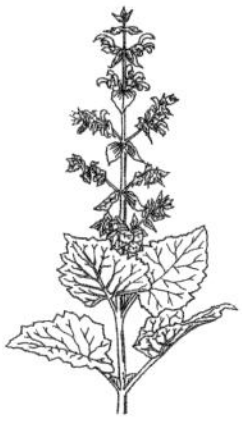

学名　*Salvia sclarea*
科名　シソ科
抽出部位　花穂と葉部
抽出法　水蒸気蒸留法
特徴　身体の極度な緊張が、肩こりや不眠、生理の不調を引き起こしている時に、強力な鎮静作用が緊張感を緩め、症状を和らげます。マッサージオイルとして首の後ろや仙骨部に塗布するのが効果的。

グレープフルーツ

学名　*Citrus paradisi*
科名　ミカン科
抽出部位　果皮
抽出法　圧搾法
特徴　馴染み深いさわやかな香りが心をホッとさせてくれます。また食欲増進、循環促進作用がありますので、同様の作用がある精油とブレンドして使用するのが効果的。
食欲増進…グレープフルーツ＋バジル、ペパーミント
循環促進…グレープフルーツ＋ジュニパー、サイプレス

サイプレス

学名　*Cupressus sempervirens*
科名　ヒノキ科
抽出部位　小枝と球果
抽出法　水蒸気蒸留法
特徴　組織を引き締める作用があると同時に気持ちも引き締めてくれます。気分が混乱した時に芳香浴で利用。また、足のむくみにはジュニパーなどとブレンドしてマッサージやフットバスを行います。

サンダルウッド

学名　*Santalum album*
科名　ビャクダン科
抽出部位　木部（心材）
抽出法　水蒸気蒸留法
特徴　穏やかで静かな香りが心を鎮めてくれます。地に足がつかず落ち着かない時にグラウンディングを助けてくれ、揺るぎない安定した感覚を与えてくれます。一日のおわりの瞑想時に、芳香浴として利用してみましょう。

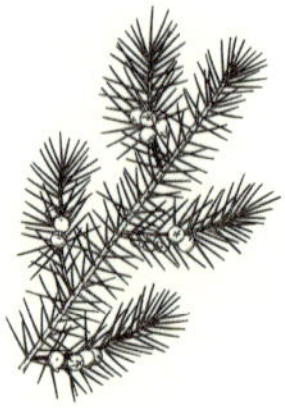

ジュニパー

学名　*Juniperus communis*
科名　ヒノキ科
抽出部位　液果
抽出法　水蒸気蒸留法
特徴　身体に毒素が蓄積し、滞った感じや疲労を感じる時に浄化を促進してくれます。人や場所から良くないエネルギーを受けてしまった気がする時にも浄化の助けになります。入浴時のバスソルト、マッサージなどに利用。

ゼラニウム

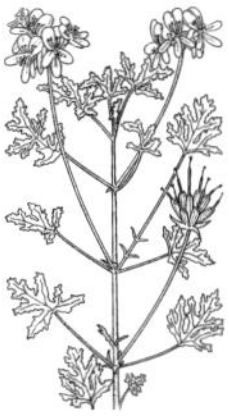

学名　*Pelargonium odorantissimum*
科名　フウロソウ科
抽出部位　葉部
抽出法　水蒸気蒸留法
特徴　ローズに似た成分と香りを持つ精油。強い香りが疲労感を緩和してくれます。抗菌、皮膚の弾力回復・収斂作用、痒みを鎮める作用など皮膚に対してのよい作用を持つため、クリームやシャンプーなどに加えると有用です。

ティートリー

学名　*Melaleuca alternifolia*
科名　フトモモ科
抽出部位　葉部
抽出法　水蒸気蒸留法
特徴　抗菌作用、炎症を押さえる作用があり皮膚への刺激も少ないので、虫さされ後の痒み止め、ニキビ肌、水虫などに利用されます。ミツロウで軟膏を作成しておくと便利です。また、風邪の季節の空気清浄にも有効です。

ネロリ

学名　*Citrus aurantium*
科名　ミカン科
抽出部位　花部
抽出法　水蒸気蒸留法
特徴　デリケート過ぎて傷ついた心を修復し、力を与えてくれます。繊細かつ力強い香りと白い光のような花がその性質を象徴しています。不安感が強い時には、芳香浴、吸入、マッサージなどでネロリのエネルギーに触れてみましょう。

パイン

学名　*Pinus sylvestris*
科名　マツ科
抽出部位　小枝と球果
抽出法　水蒸気蒸留法
特徴　森林の中にいるようなさわやかな森の香りで、日本人にはとても親しみやすい香りです。空気を清浄し、呼吸を楽にしてくれ、心身ともにリフレッシュさせてくれます。気分転換したい時に芳香浴で利用したり、入浴などへの利用がおすすめ。

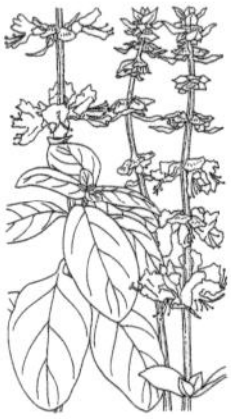

バジル

学名　*Ocimum basilicum*
科名　シソ科
抽出部位　茎葉
抽出法　水蒸気蒸留法
特徴　エネルギーが低下したり、疲労困憊している時に利用します。消化器系の働きを調整したり、月経に関連して起こる肩こりや食欲不振などにも効果的です。首、肩、仙骨、腹部にマッサージをします。

プチグレン

学名　*Citrus aurantium, (C. vulgaris)*
科名　ミカン科
抽出部位　小枝と若い実
抽出法　水蒸気蒸留法
特徴　香りはカンキツ系と森林系の中間で様々な精油の香りと良く合い、人気の高い香りでもあります。鎮静効果を持っているので、リラックス系のブレンドを作りたい時に重宝します。

フランキンセンス

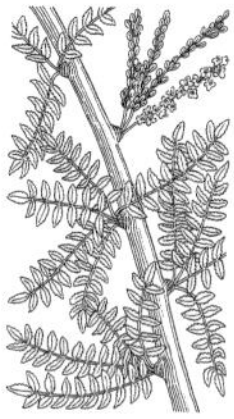

学名　*Boswellia carterii*
科名　カンラン科
抽出部位　樹脂
抽出法　水蒸気蒸留法
特徴　古代から宗教儀式に利用されてきたこの香りは、忙しい日常を非日常的な時空に変え、本来の自分に戻る時間を与えてくれます。呼吸を深くし、エネルギーを回復させ抑うつ的な気分を払拭してくれます。

ペパーミント

学名　*Mentha piperita*
科名　シソ科
抽出部位　葉部
抽出法　水蒸気蒸留法
特徴　頭痛、肩こり、食欲不振、疲労感など仕事のシーンで起こる多くのトラブルに素早く効果を発揮し、働く人にとっては必携の精油です。ティッシュに1滴たらすだけでも利用でき、ミツロウクリームにしてを持ち歩くと便利です。

ベルガモット

学名　*Citrus bergamia*
科名　ミカン科
抽出部位　果皮
抽出法　圧搾法
特徴　やさしく親しみやすい香りが、緊張の多い日常の助けになります。緩みすぎることなく精神バランスをちょうど良い状態にしてくれますので、一日を通して気分転換したい時にいつでも利用することが出来ます。

マンダリン

学名　*Citrus reticulata*
科名　ミカン科
抽出部位　果皮
抽出法　圧搾法
特徴　不安感の緩和、神経の鎮静作用により精神の安定を助けてくれます。寝つきが悪い時などには、マンダリンのアロマバスで入浴し、入浴後にオイルマッサージを行ってみましょう。部分塗布の場合は首や肩に塗布します。

ユーカリ

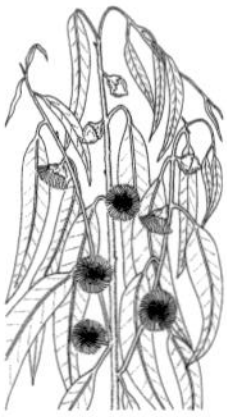

学名　*Eucalyptus globulus*
科名　フトモモ科
抽出部位　葉部
抽出法　水蒸気蒸留法
特徴　抗菌、抗ウィルス作用と痰や鼻水など粘液をとり除く作用が有名です。風邪や花粉症で鼻がつまる時には、ユーカリを熱湯か、ティッシュやハンカチにたらして吸入すれば、症状が素早く解消されます。

ラバンサラ

学名　*Ravensara aromatica*
科名　クスノキ科
抽出部位　葉部
抽出法　水蒸気蒸留法
特徴　ユーカリに似た香りと作用を持つ他に、神経強化・安定の効果もあるので不眠にも利用されます。疲労の蓄積で免疫力が低下しているときに吸入や入浴、マッサージに利用してみましょう。

ラベンダー

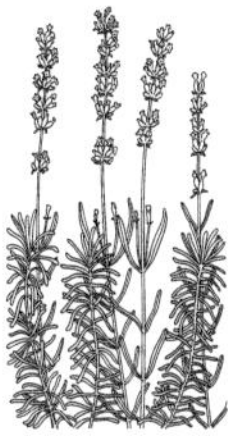

学名　*Lavandula officinalis*
科名　シソ科
抽出部位　花部と葉部
抽出法　水蒸気蒸留法
特徴　鎮静、鎮痛、消炎作用などを持ち、頭痛、生理痛、不眠、傷の回復、虫さされなどちょっとした日常的な不調には幅広く適用できます。心身の緊張を解きほぐしバランスを回復させてくれます。一番最初に購入したい精油です。

レモン

学名　*Citrus limon*
科名　ミカン科
抽出部位　果皮
抽出法　圧搾法
特徴　さわやかな香りが、低下したエネルギーを高め、元気を回復させてくれます。誰にでも好まれる香りなので、リフレッシュ系ブレンドを作成する時に便利。食欲不振や疲労がたまったときに利用します。

レモングラス

学名　*Cymbopogon citratus*
科名　イネ科
抽出部位　葉部
抽出法　水蒸気蒸留法
特徴　レモン様の強い香りが疲労感を払拭してくれます。血行促進や消炎、鎮痛の作用があるので肩こりや背中・腰の痛み、筋肉痛などに利用できます。痛みやコリのある部分にマッサージを施します。

ローズオットー

学名　*Rosa damascena*
科名　バラ科
抽出部位　花部
抽出法　水蒸気蒸留法
特徴　精油の中の「女王」といってもよい華やかで上品な香りです。抑うつ的な心を包み込んで不安感を和らげてくれます。皮膚の柔軟性を回復させてくれるのでスキンケアにも有効です。主に精神面へ働きかけたい時に使用します。

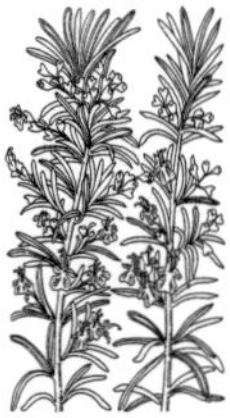

ローズマリー

学名　*Rosmarinus officinalis*
科名　シソ科
抽出部位　葉部
抽出法　水蒸気蒸留法
特徴　心身ともに刺激を与え、滞ったエネルギー・血行の流れを回復させてくれます。また、意識を中心に戻してくれます。集中力の低下、疲労感のある時は芳香浴や吸入で、肩こりや冷えがある時には入浴や湿布、マッサージなどに利用します。

ローマンカモミール

学名　*Anthemis nobilis*
科名　キク科
抽出部位　花部
抽出法　水蒸気蒸留法
特徴　やさしさと強さを持った「母」を象徴する精油。心やエネルギーが乱れた時にそれをやさしく撫でて鎮めてくれるような力を持っています。生理痛や胃の痛みなどの時に腹部、または腰部のマッサージとして使用します。

参考文献

●ストレス、心身医学、ホリスティック医学
河野友信「専門医がやさしく教える　心のストレス病」PHP研究所
筒井末春、中野弘一「新　心身医学入門」南山堂
「やすらぎ休養ノート」財団法人東京都健康推進財団
「これからの健康づくり〜基礎から実践までのガイドブック」財団法人東京都健康推進財団
「生活習慣病予防士テキスト」日本健康教育センター
「現代のエスプリ別冊　ストレス研究と臨床の軌跡と展望」至文堂
「現代のエスプリ363　ソーシャルサポート」至文堂
「月刊誌PSIKO（プシコ）ストレスの研究」冬樹社
帯津良一、降矢英成ほか「ホリスティック医学の治癒力」法研

●アロマテラピー、代替療法
林真一郎「ベーシック　アロマテラピーの事典」東京堂出版
モニカ・ヴェルナー「アロマテラピー実践事典」東京堂出版
鳥居鎮夫「香りの謎」フレグランスジャーナル社
ロジェ・ジャロア、ダニエル・ペノエル、ピエール・フランコム「フランス・アロマテラピー大全　上巻・中巻・下巻」フレグランスジャーナル社
グラバア俊子「新・ボディワークのすすめ」創元社
山田光胤、代田文彦「図説　東洋医学」学研
上馬場和夫、西川真知子「心とからだによく効くインド健康術」KKベストセラーズ
幡井勉、高橋澄子ほか「入門　アーユルヴェーダ」平河出版社

●参考にしたホームページ
財団法人　パブリックヘルスリサーチセンターホームページ
http://www.jah.ne.jp/~phrc/
財団法人　健康・体力づくり財団ホームページ
http://www.health-net.or.jp/

インフォメーション

●代替療法関連の講座に関するお問合せ
(有)ホリスティックヘルス情報室
〒107-0052　東京都港区赤坂1－5－15　溜池アネックスビル7階
電話03-5572-8218

●職場でのストレスケア講座、出張アロママッサージに関するお問合せ
ワーカーズレスキューチーム（ホリスティックヘルス情報室内）

●精油の購入に関するお問合せ
グリーンフラスコ株式会社
〒152-0035　東京都目黒区自由が丘2-3-12
自由が丘サンクスネイチャー2階
グリーンフラスコ自由が丘店
電話　03-5729-4682
通信販売部　電話　03-5729-1662
http://www.greenflask.com/

●アロマテラピーマッサージに関するお問合せ
アロマグルーヴ
電話　03-3317-8304
E-mail　anju@cam.hi-ho.ne.jp
http://www.cam.hi-ho.ne.jp/anju/

●アロマテラピー、代替療法を取りいれているクリニック、病院
赤坂溜池クリニック（内科・心療内科・精神科）
〒107-0052　東京都港区赤坂1－5－15　溜池アネックスビル7階
電話03-5572-7821
http://www.kt.rim.or.jp/~akatame5/

西八王子病院（精神科）
〒192-0151　東京都八王子市上川町2150
電話　0426-54-4551